Kohlhammer

Die Autorin und der Autor

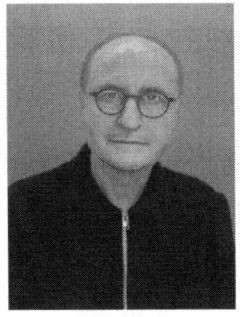

Prof. Dr. med. Dipl.-Psych. Wulf Rössler ist Psychiater, ehemaliger Direktor der Psychiatrischen Universitätsklinik Zürich und seit seiner Emeritierung Senior-Professor, zunächst an der Leuphana Universität Lüneburg und ab 2017 bis 2024 an der Charité – Universitätsmedizin Berlin, sowie Post-Graduate-Professor an der Universität von São Paulo.

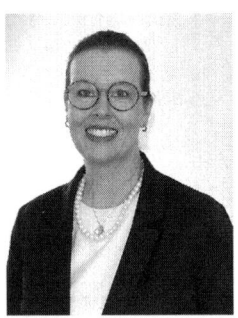

Prof. Dr. med. Katja Cattapan ist Chefärztin am Sanatorium Kilchberg, Privatklinik für Psychiatrie und Psychotherapie in Zürich sowie Titularprofessorin an der Universität Bern.

Wulf Rössler
Katja Cattapan

Burnout

Krankheitsmodell, Therapie und Prävention
an der Schnittstelle zwischen Medizin
und Arbeitswelt

Verlag W. Kohlhammer

Dieses Werk einschließlich aller seiner Teile ist urheberrechtlich geschützt. Jede Verwendung außerhalb der engen Grenzen des Urheberrechts ist ohne Zustimmung des Verlags unzulässig und strafbar. Das gilt insbesondere für Vervielfältigungen, Übersetzungen und für die Einspeicherung und Verarbeitung in elektronischen Systemen.

Pharmakologische Daten verändern sich ständig. Verlag und Autoren tragen dafür Sorge, dass alle gemachten Angaben dem derzeitigen Wissensstand entsprechen. Eine Haftung hierfür kann jedoch nicht übernommen werden. Es empfiehlt sich, die Angaben anhand des Beipackzettels und der entsprechenden Fachinformationen zu überprüfen. Aufgrund der Auswahl häufig angewendeter Arzneimittel besteht kein Anspruch auf Vollständigkeit.

Die Wiedergabe von Warenbezeichnungen, Handelsnamen und sonstigen Kennzeichen berechtigt nicht zu der Annahme, dass diese frei benutzt werden dürfen. Vielmehr kann es sich auch dann um eingetragene Warenzeichen oder sonstige geschützte Kennzeichen handeln, wenn sie nicht eigens als solche gekennzeichnet sind.

Es konnten nicht alle Rechtsinhaber von Abbildungen ermittelt werden. Sollte dem Verlag gegenüber der Nachweis der Rechtsinhaberschaft geführt werden, wird das branchenübliche Honorar nachträglich gezahlt.

Dieses Werk enthält Hinweise/Links zu externen Websites Dritter, auf deren Inhalt der Verlag keinen Einfluss hat und die der Haftung der jeweiligen Seitenanbieter oder -betreiber unterliegen. Zum Zeitpunkt der Verlinkung wurden die externen Websites auf mögliche Rechtsverstöße überprüft und dabei keine Rechtsverletzung festgestellt. Ohne konkrete Hinweise auf eine solche Rechtsverletzung ist eine permanente inhaltliche Kontrolle der verlinkten Seiten nicht zumutbar. Sollten jedoch Rechtsverletzungen bekannt werden, werden die betroffenen externen Links soweit möglich unverzüglich entfernt.

1. Auflage 2024

Alle Rechte vorbehalten
© W. Kohlhammer GmbH, Stuttgart
Gesamtherstellung: W. Kohlhammer GmbH, Stuttgart

Print:
ISBN 978-3-17-020679-3

E-Book-Formate:
pdf: ISBN 978-3-17-043276-5
epub: ISBN 978-3-17-043277-2

Inhalt

1	**Ein Begriff macht Karriere**	**9**
1.1	Was ist eine Diagnose?	10
1.2	Risikofaktoren	13
1.3	Hat Burnout eine Geschichte?	15
1.4	Attraktivität des Burnout-Konzeptes	16
1.5	Das bio-psycho-soziale Krankheitsmodell	18
1.6	Nehmen psychische Störungen zu?	20
1.7	Was heißt dies in Bezug auf Burnout?	24
1.8	Wandel von Arbeit und Gesellschaft	25
1.9	Strukturwandel	26
	1.9.1 Globalisierung und Arbeitsplatzunsicherheit	26
	1.9.2 Entfremdung und Erschöpfung	27
	1.9.3 Arbeit und Gesundheit im Betrieb	28
	1.9.4 Burnout in Zeiten von Corona	29
2	**Burnout – was ist das?**	**32**
2.1	Diagnostische Grundlagen	38
2.2	Psychische Störungen in verschiedenen Lebensphasen	39
	2.2.1 Der diagnostische Prozess	42
	2.2.2 Diagnostische Einordnung	44
	2.2.3 Psychische und Verhaltensstörungen durch psychotrope Substanzen	45
	2.2.4 Persönlichkeitsstörungen	45
2.3	Die Symptome	49
2.4	Der Burnout-Prozess	52
2.5	Diagnostische Äquivalente	54
3	**Stress und seine Folgen**	**58**
3.1	Stress – wie er in der Bevölkerung wahrgenommen wird	58
3.2	Stress aus fachlicher Sicht	61
3.3	Psychophysiologie des Stresses	64
4	**Risikofaktoren und Ursachen – Stressoren**	**67**
4.1	Persönlichkeitsmerkmale (aus psychologischer Sicht)	67
4.2	Merkmale der Stressverarbeitung	69
4.3	Arbeitsbezogene Verhaltens- und Erlebnismuster	70

4.4		Arbeitsbezogene Einstellungen	71
4.5		Jobmerkmale sowie Aspekte des Organisationsumfelds	73
	4.5.1	Quantitative Anforderungen: Arbeitsbelastung und Zeitdruck	74
	4.5.2	Qualitative oder klienten-/kundenbezogene Anforderungen	74
	4.5.3	Soziale Unterstützung	75
	4.5.4	Selbstbestimmtheit von Arbeitsaufgaben	76
4.6		Burnout: Wechselspiel zwischen Individuum und Organisation	77
4.7		Gesundheit von Mitarbeitenden	77
4.8		Volkswirtschaftliche Folgen	78
4.9		Folgen auf Organisationsebene	78
4.10		»Nebenwirkungen« – bisher weniger beachtete Burnout-Folgen	79

5 Präventionsmöglichkeiten — 80

5.1		Ressourcenmanagement	81
	5.1.1	Betriebliches Gesundheitsmanagement	81
	5.1.2	Physikalische Ressourcen	81
	5.1.3	Biologische Ressourcen	82
	5.1.4	Fehlzeitenmanagement	83

6 Therapie des Burnouts — 85

6.1		Studienlage	85
6.2		Therapeutische Ziele und Haltungen im Umgang mit Burnout-Patient/-innen	86
6.3		Diagnostik und erste Maßnahmen	88
	6.3.1	Diagnostik	88
	6.3.2	Erstmaßnahmen	88
	6.3.3	Arbeitsunfähigkeit und das Thema Arbeit in der Burnout-Therapie	89
6.4		Psychotherapie	90
	6.4.1	Psychoedukation	91
	6.4.2	Individuelles Modell/psychotherapeutischer Klärungsprozess	91
	6.4.3	Bewältigungsphase	93
	6.4.4	Ressourcenaktivierung	94
	6.4.5	Einbezug von Partner/-innen	94
	6.4.6	Rückfallprophylaxe	95
6.5		Weitere Bausteine einer multimodalen Therapie	95
	6.5.1	Medikation	95
	6.5.2	Förderung der Regeneration und der körperlichen Aktivierung	97
	6.5.3	Behandlung von Schlafstörungen	98
	6.5.4	Situation Arbeitsplatz	100

7	**Supportive Psychotherapie (SPT)**	**101**
7.1	Psychotherapeutische Wirkprinzipien	102
7.2	Supportive Psychotherapie im Lichte verschiedener Therapieschulen	104
7.3	Methoden und Techniken Supportiver Psychotherapie	104
7.3.1	Kooperative Beziehungsgestaltung	104
7.3.2	Realer Therapeut/reale Therapeutin	105
7.3.3	Rahmenbedingungen vereinbaren	106
7.3.4	Ziele klären	107
7.3.5	Subjektive Krankheitstheorien berücksichtigen	108
7.3.6	Informationen vermitteln	108
7.3.7	Aktives Bemühen	109
7.3.8	Arbeiten im Hier und Jetzt	109
7.3.9	Nutzung der Ressourcen	109
7.3.10	Symptome positiv umdeuten	110
7.3.11	Positive Rückmeldung	110
7.3.12	Schlussbemerkung: Supportive Therapie in der Behandlung von Burnout-Patient/-innen	110

Literatur **112**

1 Ein Begriff macht Karriere

Der Roman »A burnt-out case« des amerikanischen Schriftstellers Graham Greene aus dem Jahr 1959 führte dazu, dass das Wort »burn-out« bekannt wurde. Die Hauptfigur des Romans ist ein weltberühmter Architekt, der zunehmend von seiner Arbeit enttäuscht und ihrer überdrüssig ist. In die Wissenschaft wurde der Begriff durch den Psychiater Herbert Freudenberger in den 70er-Jahren des 20. Jahrhunderts eingeführt. Warum hat der Begriff eine so schwer verstehbare Popularität in der westlichen Welt erlangt? Fast jeder kennt den Begriff und viele haben sich irgendwann einmal als »ausgebrannt durch die Arbeitstätigkeit« bezeichnet.

Als Herbert Freudenberger sein Burnout-Buch schrieb, hatte er eine Gruppe von Mitarbeitenden einer therapeutischen Einrichtung für Drogenabhängige in New York im Visier. Diese engagierten Helfer/-innen kämpften mit zunehmender Erschöpfung und einer kritischen Distanz gegenüber ihren Klient/-innen, sie wurden unzufrieden mit ihrer Arbeit und ihrer eigenen Leistung.

Die Beobachtungen Freudenbergers wurden später ergänzt durch Christina Maslach, eine Sozialpsychologin in Berkeley (Kalifornien). Ihre Forschung fokussierte auf Mitarbeitende im Gesundheitswesen und Sozialbereich und deren Umgang mit emotionalen Belastungen. Sie beschrieb drei Dimensionen, die ein Burnout charakterisieren:

- emotionale Erschöpfung, d. h., die Befragten schildern das Gefühl, emotional ausgelaugt zu sein und nicht mehr mitfühlen zu können,
- Depersonalisierung (die Fachleute begegnen ihren Klienten zynisch bzw. widerwillig) und
- Reduzierung der persönlichen Leistungsfähigkeit, d. h., die Fachleute durchleben eine Krise hinsichtlich ihrer professionellen Effektivität.

Christina Maslachs Ergebnisse und der daraus entwickelte Fragebogen Maslach Burnout Inventory (MBI) sind inzwischen weit verbreitet.

Es gibt aber auch Kritik an den drei Kategorien von Christina Maslach. Vor allem das Element der Depersonalisierung ist nach Ansicht einiger Burnoutexpert/-innen nicht bei allen Betroffenen vorhanden. Es gibt auch Patienten und Patientinnen, die an emotionaler und körperlicher Erschöpfung im Rahmen ihrer Überforderung im Arbeitskontext leiden, aber weiter ihre Arbeit sehr schätzen.

Dies zeigt, dass Burnout viele Gesichter hat, wie wir auch im weiteren Verlauf des Buches an Fallbeispielen sehen werden.

Im Gegensatz zu den Anfängen der Burnout-Forschung ist heute klar, dass das Syndrom kein Phänomen ist, das allein Mitarbeitende im Gesundheits- und Sozialbereich betrifft, sondern vielmehr breite Bevölkerungsschichten in unserer Dienstleistungsgesellschaft.

Burnout ist primär keine psychiatrische Diagnose, sondern v. a. ein arbeits- und organisationspsychologisches Konzept. Nach wie vor gültig ist, dass sich Burnout auf den Arbeits-/Leistungskontext bezieht. Dabei sollte man den Begriff »Arbeit« aber nicht ausschließlich auf Lohnarbeit beschränken. Hausarbeit wie auch Studium erfüllen in mancherlei Hinsicht die Rahmenbedingungen für das Entstehen eines Burnout-Syndroms. Auch chronische Erschöpfung durch Care-Arbeit, wie die Pflege demenzkranker Angehöriger oder im Rahmen der Elternschaft, können dem Konzept zugeordnet werden. Wie im späteren Text noch deutlich wird, ist für die Entwicklung eines Burnouts nicht nur die Quantität von Arbeit, sondern auch die Bedeutung von Arbeit, Leistung und Erfolg, auf der individuellen Ebene und im gesellschaftlichen Gesamtgefüge, ausschlaggebend.

Therapiekonzepte für Burnout wurden entwickelt, eigentliche Burnout-Kliniken entstanden in den letzten Jahren. Wo es ein faszinierendes neues Konzept zu geben scheint, sind die Kritiker nicht fern. Burnout wird von vielen Kritikern nicht als prinzipiell neues Phänomen betrachtet, sondern als neuartige Bezeichnung für eine Vielzahl bereits bekannter psychischer Störungsbilder.

Burnout geht einher mit dem Stresskonzept, welches »seit der Mitte des 20. Jahrhunderts den medizinischen Diskurs der Überlastung und das arbeitsökonomische Thema der Ermüdung« verbindet (Haller et al., 2014, S. 360).

Es stellt sich also die Frage, was Burnout genau ist. Sollte Burnout als Diagnose in die internationalen Diagnosekataloge eingeführt werden? Was sind arbeitsökonomische Faktoren mit Relevanz für die Prävention eines Burnouts? Kann Burnout von anderen psychischen Erkrankungen wie der Depression abgegrenzt werden? Wie wird heute ein Burnout diagnostiziert und hat Burnout Früh- oder Warnsymptome, bevor sich das Vollbild manifestiert? Wie wird Burnout behandelt?

1.1 Was ist eine Diagnose?

Ein heute 50-jähriger Arzt musste sich in seinem beruflichen Leben mit vielen neuen psychiatrischen Diagnosen auseinandersetzen: Aufmerksamkeitsdefizit-/Hyperaktivitätsstörung (auch im Erwachsenenalter), multiple Persönlichkeit, Autismus-Spektrum-Störung (ebenfalls neu als Störungsbild im Erwachsenenalter) oder die anhaltende Trauerstörung, um nur einige zu nennen. Er hat aber auch eine Spezifizierung und Unterteilung bereits bekannter psychiatrischer Diagnosen erlebt; andere Diagnosen sind verschwunden: Hysterie oder Neurasthenie existieren nicht mehr, d. h., sie sind noch Teil unserer Wissensbestände, aber das jeweilige Krankheitsphänomen wird nicht mehr präsentiert und die Diagnose ist im Klinikalltag verschwunden.

Unser Diagnosekatalog ist also nicht abgeschlossen und unterliegt Veränderungen, die nicht nur in einer größeren Zahl an Diagnosen oder neuen Unterteilungen bestehen. Störungsbilder wie z. B. die Hysterie oder Neurasthenie müssen in einem bestimmten soziokulturellen Kontext verstanden werden.

Die diagnostische Einordnung des Burnout-Syndroms wird kontrovers diskutiert. Einige Expert/-innen meinen, dass Burnout ein eigenständiges Störungsbild sei, andere betrachten es als Untergruppe der Depressionen und wieder andere meinen, dass es nur ein subjektives Störungsmodell, eine reine Erfindung und v. a. kluge Geschäftsidee sei. Die Deutsche Gesellschaft für Psychiatrie und Psychotherapie, Psychosomatik und Nervenheilkunde (DGPPN, 2012) definiert in ihrem Positionspapier dagegen Burnout als Risikozustand im Übergang von Arbeitsbelastung zur Krankheit. Gegenwärtig existiert Burnout jedenfalls nur als Zusatzdiagnose in der Internationalen Klassifikation der Krankheiten der WHO, d. h., es muss eine Hauptdiagnose, z. B. Depression, vorliegen, will man eine solche (Zusatz-)Diagnose stellen. Und auch in der ICD-11 wird das Burnout nicht als eigenständige Kategorie erscheinen, ebenso wie im DSM-5. Im ICD-11 wird es ergänzend zu einer Hauptdiagnose als »qualifying diagnosis« (QD) aufgeführt, indem es diese weiter spezifiziert und Hinweise auf die Kausalität gibt: Es wird als QD 85 auf chronischen Stress am Arbeitsplatz spezifiziert und orientiert sich dabei an den Kriterien von Christina Maslach (Gefühl von Energieverlust und Erschöpfung; zunehmende mentale Distanz von der Arbeit oder Gefühle von Negativismus oder Zynismus bezüglich der Arbeit; reduzierte berufliche Leistungsfähigkeit).

Umstritten ist auch, ob es für die Entwicklung eines Burnouts einen unabdingbaren Bezug zur Arbeit geben muss und ob Burnout nicht ein allgemein zeittypisches Phänomen darstellt, das im Kontext der Identifikation des Menschen mit seiner eigenen Leistung (auch außerhalb der Erwerbsarbeit) zu sehen ist. Den soziokulturellen Bezug finden wir in der gesellschaftlichen Bewertung dieses Phänomens: Brennen für eine Sache und Leistung zeigen stellt eine Tugend dar; andererseits sind Nichtstun, Untätigsein, Arbeitslosigkeit gesellschaftlich unerwünscht. Eine Volksabstimmung 2016 in der Schweiz über das »bedingungslose Grundeinkommen« wurde von vielen Menschen als Provokation empfunden, sollte der Staat doch allen Menschen unabhängig von jedwedem Leistungswillen eine Grundexistenz garantieren. Aber immerhin hat sich rund ein Viertel der Bevölkerung dafür ausgesprochen, was doch bei einem beträchtlichen Teil der Bevölkerung auf einen Wunsch nach einer leistungsfreien Existenz unabhängig von persönlichem Einsatz hinweist. Und mittlerweile hat ein europäisches Land, Finnland, das bedingungslose Grundeinkommen erprobt – mit gemischtem Erfolg. Während die Teilnehmer ein ruhigeres Leben führen konnten, hat das bedingungslose Grundeinkommen nicht dazu geführt, mehr Menschen wieder in Arbeit zu bringen. Das weist auf ein ganz anderes Phänomen hin: Brennen kann nur, was sich anzünden lässt, d. h., dass es einen Teil der Bevölkerung gibt, dem die Arbeit nicht das Wichtigste im Leben zu sein scheint. Es hat sich sogar ein Gegenmodell entwickelt – »Quiet Quitting«, ein Phänomen, das der Generation Z zugeschrieben wird. Darunter versteht man das Verhalten von Menschen, die nur das Nötigste im Arbeitsbereich leisten, sich klar abgrenzen, die eine klare Strategie haben, Überstunden und Extraaufgaben zu vermeiden. In dem vom Gallup 2023 veröffentlichten Bericht zur weltweiten Arbeitssituation wird für Europa angegeben, dass mittlerweile 72 % der Befragten sich der Kategorie »quiet quitting« zuordnen (Gallup, 2023).

1 Ein Begriff macht Karriere

Das Phänomen Burnout durchdringt unser Leben durch entsprechende Bücher von Betroffenen und Outings. Dementsprechend greifen solche Phänomene auch auf das Gesundheitswesen über. Jeder Hausarzt/jede Hausärztin war in den vergangenen Jahren mit Menschen mit einem (selbst diagnostizierten) Burnout konfrontiert. Ein vom Arzt diagnostisch bestätigtes Burnout stellt auch einen vom Gesundheitswesen sanktionierten Ausbruch aus dem geregelten Alltag dar. Vielleicht erklärt sich so auch der steile Anstieg von Krankschreibungen wegen psychischer Störungen. »Erschöpfung« wird zu einem Gesundheitsproblem und folglich zu einer Krankheit. Und weil die »Diagnose Burnout« von Betroffenen weitgehend akzeptiert wurde, war diese auch bei den Ärzten überaus beliebt, war doch damit zunächst noch keine Stigmatisierung wegen einer psychischen Erkrankung verbunden. Und für einmal waren sich Arzt/Ärztin und Patient/-in bezüglich einer psychischen Störung einig.

Aber stellen wir die Frage noch etwas grundsätzlicher: Was ist eine Diagnose? Eine Diagnose stellt eine Nomenklatur dar, mittels derer eine Krankheit in Kategorien eingeordnet wird. Jede Wissenschaft benennt grundsätzlich ihre Objekte und versucht, diese zum besseren Verständnis der Zusammenhänge der Objekte in Klassen zu ordnen. Im Idealfall beinhaltet eine Diagnose auch die Ursachen und Entstehungszusammenhänge einer Erkrankung.

Eine Diagnose ist aber noch mehr. Eine Diagnose stellt eine Entscheidungs- oder Handlungsanleitung für die Ärzt/-innen und das medizinische Personal dar, also ganz generell für die Behandlung und den Umgang mit der Krankheit. Da eine Diagnose nicht nur eine Zuordnung darstellt, sondern Handlungen nach sich zieht, kann diese auch die Wahrnehmung der so als »krank« Bezeichneten von sich selbst verändern und ihr Verhalten beeinflussen. Diagnosen können somit auf das Verhalten der Individuen Einfluss nehmen, haben also interaktiven Charakter.

Prinzipiell gibt es in der Medizin keine Behandlung ohne Diagnose. Für das Gesundheitswesen ist von prinzipieller Bedeutung, dass über eine Diagnose hinaus dann auch verschiedene spezifische Behandlungsmöglichkeiten bestehen. Deshalb ist es eine wesentliche Frage, ob es für Burnout spezifische Therapieansätze gibt oder dieses mehr oder weniger wie eine Depression behandelt wird.

Diese Meinung wird von der Arbeitsmedizin und Organisations- und Arbeitspsychologie insofern nicht geteilt, als sich diese Störung in der Beziehung zwischen dem Menschen, seiner Arbeit und den Arbeitsanforderungen konstituiert und auch vor einer psychiatrisch-medizinischen Behandlung präventiven Maßnahmen zugänglich ist. Deshalb sei hier schon einmal erwähnt, dass die Behandlung eines Burnouts nicht nur Aufgabe des Gesundheitswesens sein kann und darf, sondern auch Aufgabe eines betrieblichen Gesundheitsmanagements sein muss. So wie wir heute zahlreiche arbeitsmedizinische Regelungen zur Gestaltung der physischen Arbeitswelt haben, benötigen wir ebensolche Regelungen bezüglich der psychosozialen Risiken am Arbeitsplatz.

In Deutschland ist die Erfassung psychosozialer Risiken am Arbeitsplatz für Betriebe mittlerweile verpflichtend. Ähnliche Regelungen finden sich auch in der Schweiz und in Österreich. Gleichwohl entziehen sich viele Betriebe diesen gesetzlichen Pflichten, weil sie sich schwertun, die Notwendigkeit hierfür anzuerkennen. So ist die »Betriebsatmosphäre« zu einem Schlachtfeld geworden: auf der einen Seite die Arbeitgeber mit der Frage »Worum sollen wir uns denn noch alles kümmern

…?«, auf der anderen Seite die Arbeitnehmenden mit Blick auf die bösen Arbeitgebenden, die ihre Mitarbeitenden ausquetschen und ins Burnout treiben.

Was sind denn genau die sogenannten »psychosozialen Risikofaktoren«? In einem Review im Auftrag des Schweizer Staatssekretariats für Wirtschaft (SECO) wurde die wissenschaftlichen Daten dazu zusammengefasst. Daraus ergeben sich folgende Handlungsfelder (SECO, 2015)

»Psychosoziale Risiken sind Risiken für Gesundheitsbeeinträchtigungen wie beispielsweise Stress und Mobbing, die aufgrund von Einflüssen aus dem beruflichen Umfeld auf die Psyche entstehen. Dabei handelt es sich vor allem um ungünstige Merkmale der Arbeits- und Organisationsgestaltung sowie der sozialen Beziehungen und räumlichen Kontexte.

Konkret wird unterschieden zwischen:

- Beeinträchtigung der persönlichen Integrität durch psychosoziale Belästigungen wie beispielsweise Mobbing, sexuelle Belästigung, Gewalt etc.
- Psychische Über- oder Unterforderung wie Stress, Monotonie etc. durch psychische Fehlbelastungen aufgrund ungünstiger Merkmale der Arbeitssituation.«

1.2 Risikofaktoren

Das Schweizer Staatssekretariat für Wirtschaft hat eine Zusammenstellung über Arbeitsaufgaben und organisatorische Faktoren erstellt, die das Risiko erhöhen, dass Mitarbeitende in eine chronische Erschöpfung geraten (SECO, 2015).

Merkmale ungünstiger Arbeitsaufgaben sind nach der SECO sind unter anderem (SECO, 2015, S. 16.):

- »Sich häufig wiederholende körperliche Anforderungen«
- »Fehlende Ganzheitlichkeit der Tätigkeit:
  – wie nur vorbereiten
  – nur ausführen
  – nur kontrollieren«
- »Einseitige Anforderungen: immer die gleiche Tätigkeit ausführen«
- »Stark repetitive, kurzzyklische Tätigkeiten, Monotonie«
- »Lange, hohe Konzentration und Aufmerksamkeit«
- »Informationsprobleme:
  – Zu umfangreich, z. B. Reizüberflutung durch zu viele Signale, die gleichzeitig beachtet werden müssen«
- »Aufgaben überfordern, fehlende Einschulung, oberflächliche, ungenügende Unterweisung«
- »Aufgaben unterfordern: Es können nur wenige Kompetenzen und Fertigkeiten genutzt werden«

- »Fehlende Entwicklungsmöglichkeiten«
- »Zeigen müssen von Emotionen, die mit den eigenen Empfindungen nicht übereinstimmen oder gar im Widerspruch sind, z. B. ›Lächelstress‹ in Dienstleistungsberufen«
- »Umgang mit Leid (Sozialwesen, Pflege etc.)«
- »Häufiger Umgang mit schwierigen Kunden, z. B. bei der Entgegennahme von Reklamationen, Mitteilen von Negativentscheiden«
- »Sicherheitskontrollen«
- »Erleben von Bedrohung und Gewalt«
- »Hohe Verantwortung tragen für Personen bzw. Ergebnisse«

Merkmale einer ungünstigen Arbeitsorganisation nach der SECO sind (SECO, 2015, S. 18 ff.):
»Arbeitszeiten:

- Lange Arbeitszeiten (häufig mehr als 9 Stunden)
- Arbeit in der Freizeit
- Ungünstige Schichtpläne, Nachtarbeit, Arbeit am Wochenende
- Umfangreiche Überstunden, nicht bezogene Ferienguthaben
- Starre Arbeitszeiten oder zu stark wechselnde Arbeitszeiten
- Arbeitszeiten nicht vorhersehbar, Arbeit auf Abruf
- Mangelhafte Pausengestaltung

Betriebliche Strukturen

- Unklarheiten bei Zuständigkeiten, Kompetenzen und/oder Schnittstellen
- Unklare oder widersprüchliche Arbeitsaufträge/Ziele
- Rollenunklarheit
- Persönlichkeitsschutz: fehlende Regelung zum Umgang mit auftretenden Problemen, keine vertrauliche Ansprechstelle
- Soziale Isolation, z. B. durch isolierte Einzelarbeitsplätze

Arbeitsabläufe, Arbeitsmenge

- Unterbrechungen und Störungen
- Arbeitsintensität: hoher Zeit-/Termindruck
- Zeitliche Überforderung: Aufgabe ist in der vorgegebenen Zeit oder Qualität nicht erfüllbar
- Hohe Taktbindung
- Fehlende Vorhersehbarkeit und Planbarkeit der Arbeit, Arbeitsmenge ist sehr unregelmässig

Handlungsspielraum

- Fehlende Gestaltungsmöglichkeit der Organisation der Arbeit, z. B. kein oder kaum Einfluss der Beschäftigten auf: Arbeitsinhalt, Arbeitstempo und -pensum, Reihenfolge der Tätigkeiten, Arbeitsmethoden/-verfahren, Pausengestaltung
- Fehlende Mitwirkungsmöglichkeit bei arbeitsrelevanten Massnahmen

Information, Kommunikation, Kooperation, Mitwirkung

- Fehlende, nicht rechtzeitige Information, diffuse unklare Aufträge
- Undurchsichtige Kommunikationswege
- Fehlende organisatorische Mitwirkungsmöglichkeit der Mitarbeitenden
- Erlebte Ungerechtigkeit, Unfairness
- Fehlende Möglichkeit, Probleme und Konflikte anzusprechen und
- konstruktiv nach Lösungen zu suchen
- Zu geringe/zu hohe Zahl sozialer Kontakte«

Jede Person, die mit von Burnout Betroffenen zu tun hat, erkennt, wo die chronischen psychosozialen Stressfaktoren in der Arbeitswelt liegen. Es wird ebenso deutlich, dass Burnout sicher keine Manager-Krankheit ist: Burnout entwickelt sich im Umfeld von Verantwortung, Überlastung, unzulänglichen Rahmenbedingungen der Arbeit und Ohnmacht, irgendetwas daran zu ändern.

1.3 Hat Burnout eine Geschichte?

Die Erschöpfung ist keine Erfindung des auslaufenden 20. und beginnenden 21. Jahrhunderts. 100 Jahre zuvor hat ein ähnliches Krankheitsbild eine gleichermaßen bemerkenswerte Karriere wie das Burnout gemacht: die Neurasthenie, deren Hauptsymptom ebenfalls die Erschöpfung und Ermüdung war. In der Tat gibt es viele Gemeinsamkeiten zwischen Burnout und Neurasthenie. Im Unterschied zu Burnout wurde aber der Neurasthenie eine erschöpfbare Persönlichkeit zugeschrieben, während heute für ein Burnout fast ausschließlich die lebens- und arbeitsweltlichen Bedingungen verantwortlich gemacht werden. Deswegen ist die Diagnose Neurasthenie bei Patient/-innen heutzutage eher unbeliebt, weil niemand gerne als schwächliche, nicht belastbare und leicht erschöpfliche Person betrachtet werden möchte, während Burnout als Folge eines übermäßigen Arbeitseinsatzes betrachtet wird.

In der jüngsten Zeit hat noch ein anders Syndrom vielfach Beachtung gefunden das chronische Erschöpfungssyndrom oder besser als englischer Fachbegriff bekannt: das Chronic Fatigue Syndrome (CFS; auch bekannt unter Myalgische Enzephalomyelitis, ME). Neben der chronischen und anhaltenden Müdigkeit ohne vorausgehende Anstrengung werden als Symptome häufig Muskelschmerzen, Schwindel, Übelkeit und Nachtschweiß berichtet. Die Ursache des CFS ist ungeklärt. Viele Betroffenenorganisationen gehen davon aus, dass es ich bei diesem

Krankheitsbild um eine unentdeckte körperliche Erkrankung handelt, während viele Fachleute das CFS den psychiatrischen/psychosomatischen Krankheitsbildern zuordnen.

Burnout wird heute also verstanden als Ergebnis einer Anstrengung, Ausdruck und Folge des Arbeits- und Leistungswillens eines/einer Betroffenen und zeichnet sich durch eine mentale und physische Erschöpfung aus, die die betroffene Person im Zusammenhang mit ihrer Arbeit erlebt, welche sich auch in einer Verhaltensänderung manifestiert, indem der/die Betroffene gleichgültig oder ablehnend gegenüber Kund/-innen, Patient/-innen oder Mitarbeitenden wird, bei einem gleichzeitigen subjektiv wahrgenommenen und meist auch objektivem Leistungsabfall. Im soziokulturellen Kontext ist wichtig, dass die Voraussetzung für ein Burnout-Syndrom die leistungs- und arbeitswillige Person ist. Nur wer »brennt«, kann »ausbrennen«. Eine häufig von Patient/-innen genannte Erklärung für das Burnout ist, dass man sich gewissermaßen für den Arbeitgeber »aufgeopfert« habe – mit entsprechenden nachteiligen Folgen. Unbekannt ist die Zahl derer, die nicht leben, um zu arbeiten, sondern arbeiten, um zu leben. Letztere sind sozusagen »immun« gegen Burnout, weil sie sich weder mit ihrer Arbeit identifizieren noch zu Zusatzleistungen bereit sind.

Wir haben es also bei diesen Konzepten der Erschöpfung mit Ursachenzuschreibungen aus der Umwelt zu tun, wobei beim Burnout eine zusätzliche »innere« Kausalzuweisung erfolgt, nämlich mit dem Leistungswillen. Da der persönliche Leistungswille heutzutage eine zentrale Rolle für die persönliche Identität darstellt, wurde das Burnout-Konzept ebenfalls ausgehend von den sozial und emotional beanspruchenden Berufen inzwischen auf alle Berufe und v. a. auch auf alle Altersgruppen ausgeweitet. Es ist einer der Gründe für die mittlerweile recht verbreitete Altersarbeitslosigkeit, weil älteren Arbeitnehmenden nicht mehr dieser unbedingte Arbeitswille und die hundertprozentige Einsatzbereitschaft zugetraut wird.

1.4 Attraktivität des Burnout-Konzeptes

Aber was macht die so große Attraktivität dieses vermeintlich neuartigen Konzeptes heute aus, dass inzwischen viele Menschen offen von ihrem »Burnout« sprechen, ohne eine genaue Vorstellung davon zu haben, was dies denn eigentlich beinhaltet. Viele Menschen sagen auch relativ leichthin, dass sie nahe an einem Burnout, aber mindestens überlastet seien.

So wurden vom Schweizer Staatssekretariat für Wirtschaft, das zuständig ist für den gesetzlichen Arbeitsschutz, repräsentative Befragungen der Schweizer Bevölkerung zu ihrem Stresserleben durchgeführt. In der letzten Befragung von 2019 geben 31.5 % der Erwerbstätigen an, Stress bei der Arbeit zu erleben; in der Gruppe der Erwerbstätigen im Gesundheits- und Sozialwesen liegt die Quote bei 41 %. Das Stressniveau ist auf hohem Niveau stabil resp. leicht rückläufig im Vergleich zu

2007. Besorgniserregend sind die Angaben zur Erholungsfähigkeit; Schlafprobleme nehmen zu, das Vitalgefühl ab (Tritschler et al., 2022). Allerdings befindet sich die Schweizer Bevölkerung in ihrem Stresserleben eher am unteren Rand im europäischen Vergleich, das laut Gallup (Gallup, 2023) bei circa 39 % liegt.

Das subjektive Stresserleben hat auch damit zu tun, dass die Weltsicht der Allgemeinbevölkerung, das heißt, was unsere zentralen Lebensprobleme sind, wie wir uns persönlich entwickeln (können), mit welchen Problemen wir konfrontiert sind, in den letzten Jahrzehnten eine überwiegend psychologisierende Weltsicht geworden ist. Die Büchertische in den Buchhandlungen sind voller Ratgeber, wie wir unser Leben besser gestalten können, wie wir mehr aus unserem Leben machen können. Reich, schön, erfolgreich – alles ist möglich. Begrenzungen, die in unserer Herkunft, in unserer Ausbildung, in unseren persönlichen Fähigkeiten liegen, scheint es nicht mehr zu geben. Es liegt nur an uns, ob wir es wollen. Dabei geht es aber nicht nur darum, wie wir uns persönlich ändern können, sondern auch darum, wie wir Einfluss auf unsere Umgebung nehmen oder auch andere Menschen in unserem Sinne beeinflussen können. Gleichzeitig wird in den Neurowissenschaften eine Diskussion geführt, ob es denn überhaupt so etwas wie den »freien Willen« des Menschen gibt.

Ohne Zweifel scheint der Mensch heutzutage sehr viel mehr Möglichkeiten zu haben, sich zu entwickeln und sich zu entfalten. Wie bewerbe ich mich richtig, wie trete ich auf, wie gehe ich mit Vorgesetzten und mir unterstellten Mitarbeitenden um? Dementsprechend ist neben dem Begriff der Intelligenz der Begriff der »sozialen Intelligenz« populär geworden, gewissermaßen als eine besondere Form der Klugheit, die sich im gelungenen oder eben auch nicht gelungenen Umgang mit der sozialen Umwelt manifestiert.

Die Gefahr, die darin liegt, ist, dass viele Menschen trotz der vielen Ratgeber sich nicht entsprechend ihren Träumen und Wünschen entwickeln und vor diesem Hintergrund häufig enttäuscht sind und damit hadern, was aus ihnen geworden bzw. nicht geworden ist. Man will als Individuum wahrgenommen werden, man will mehr sein als ein Rädchen in einem Getriebe. Man will sich selbst verwirklichen. Die Betonung der Einzigartigkeit des Einzelnen, seiner Individualität, ist zu einem zentralen Konzept unserer Leistungsgesellschaft geworden, die sich vorzugsweise in unserer Leistungsfähigkeit bei der Arbeit manifestiert. Burnout projiziert allfällige Probleme bei der Verwirklichung dieses Anspruchs in die Umwelt. Gleichzeitig erschwert dies eine Auseinandersetzung mit sich selbst. Möglicherweise – und dies ist eine erste Annäherung an das Thema – geht es nicht nur darum, uns zu »entwickeln«, sondern vielleicht auch darum, unsere Grenzen zu erkennen und anzuerkennen, womöglich gerade bei der Arbeit.

Burnout sollte als eine soziale und individuelle Realität anerkannt werden. Nichts hat sich in den letzten 50 Jahren mehr verändert, in denen sich der Begriff Burnout etabliert hat, als die Arbeitswelt und die Beziehung des Menschen zu dieser Welt. Burnout ist eine Ausdrucksform der Überforderung eines Menschen durch diese Arbeitswelt. Das bedeutet jedoch nicht, dass allein die Betroffenen eine »Bringschuld« haben. Auch Menschen mit einer hohen Resilienz können in einer entsprechend ungünstigen Arbeitsumgebung ein Burnout erleiden, während vulnerable Menschen selbst in einem günstigen Arbeitsumfeld »ausbrennen« können.

Jeder Behandler/jede Behandlerin sollte deshalb bei jedem/jeder Betroffenen die Interaktion von Person und Umwelt miteinander abwägen bzw. die jeweiligen Anteile identifizieren und in Betracht ziehen.

1.5 Das bio-psycho-soziale Krankheitsmodell

Die ehemalige deutsche Bundesgesundheitsministerin Andrea Fischer hat 2001 in ihrem Beitrag »Bilanz und Perspektiven in der Psychiatriereform« festgehalten: »[D]as Fremde zu verstehen, ist schwer«. Bis heute begegnen breite Schichten der Bevölkerung psychisch Kranken mit Ablehnung und Angst. Psychisch kranke Menschen werden häufig auf ein Stereotyp reduziert, das den einzelnen Menschen nicht mehr in seiner Vielfalt und mit seinen Stärken und Schwächen erkennt, sondern ihm unabänderliche Eigenschaften, wie z. B. bestenfalls Faulheit oder Charakterschwäche und schlimmstenfalls Unberechenbarkeit oder Gewalttätigkeit, zuschreibt. Da die gängigen Stereotype in der Regel Angst auslösen, werden in der Folge psychisch Kranke häufig diskriminiert, d. h., die Betroffenen werden ausgegrenzt und die sogenannten normal empfindenden Menschen möchten mit diesen betroffenen Menschen so wenig wie möglich zu tun haben. Je ängstigender solche Stereotype sind, um so zurückhaltender und abwehrender reagieren die Menschen gegenüber den Betroffenen. Schon die Vorstellung, eine psychisch kranke Person als Arbeitskollegen/-kollegin zu haben, ist mehr als 50% der Bevölkerung eher unangenehm (Lauber et. al., 2006). Eine psychisch kranke Person in der Familie zu haben, wird von über 95% der Bevölkerung abgelehnt. Es bedarf wohl keiner längeren Erklärung, warum Menschen mit psychischen Erkrankungen das Etikett einer psychischen Erkrankung scheuen.

Aus zahlreichen Untersuchungen wissen wir, dass Betroffene mit verschiedenen psychiatrischen Diagnosen unterschiedlich von Vorurteilen betroffen sind. Das Stigma der Gefährlichkeit und Unberechenbarkeit haftet insbesondere Menschen mit schizophrenen Erkrankungen an. Aber auch andere Gruppen psychisch Kranker sind von Stigmatisierung betroffen: Für viele Außenstehende sind Depressionen Ausdruck mangelnder Disziplin oder werden – wie auch bei suchtkranken Menschen – als selbstverschuldetes Elend gesehen. Da Betroffene vor ihrer eigenen Erkrankung in der Regel die gleichen Vorurteile wie die Allgemeinbevölkerung hatten, machen sie sich nicht selten im Sinne einer Selbst-Stigmatisierung zusätzlich Vorwürfe, dass sie selbst schuld seien und zu schwächlich, um wieder gesund zu werden.

Der Ausgrenzung psychisch kranker Menschen steht gegenüber, dass breite Bevölkerungsschichten im Laufe ihres Lebens selbst von psychischer Erkrankung betroffen sind. Ungefähr die Hälfte der Menschen in modernen Gesellschaften erleiden im Laufe ihres Lebens eine psychische Störung. Es entsteht also die paradoxe Situation, dass Stigmatisierung und Diskriminierung psychisch Kranker nahezu überall zu beobachten sind, gleichzeitig aber große Teile der Bevölkerung selbst unter solchen Störungen leiden. Wie kann man am besten damit umgehen?

Im Rahmen von sogenannten Entstigmatisierungskampagnen haben Expert/-innen versucht, der Bevölkerung ein neues, anderes Bild psychischer Störung zu vermitteln. Intuitiv für Laien plausibel ist z. B. die Vorstellung, dass psychische Störungen in Analogie zu somatischen Störungen ihre Ursachen in körperlichen Dysfunktionen haben. Menschen mit den verschiedenartigsten psychischen Störungen wird vermittelt, dass die Hauptursache ihrer Störung in einer Dysregulation der Botenstoffe im Gehirn liegen würde. Die Behandlung müsse man sich in Analogie zur Behandlung somatischer Erkrankungen, z. B. wie einer Herzinsuffizienz oder eines Diabetes oder einer Hypertonie, vorstellen, die dysregulierte Funktionen der verschiedenen Organe medikamentös auszugleichen versucht. So wie ein diabeteskranker Mensch Insulin benötige, benötige eben ein psychosekranker oder depressiver Mensch langfristig Neuroleptika oder Antidepressiva, um die gestörten Hirnfunktionen zu »normalisieren«.

Eigene Untersuchungen haben uns nun aber gezeigt, dass solchermaßen somatische, auf dysregulierte Körperfunktionen zielende Erklärungsansätze die Distanz zu psychisch kranken Menschen nicht reduzieren, sondern im Gegenteil erhöht. Man muss sich vor diesen Menschen doch wohl eher fürchten, wenn das dysregulierte Gehirn außer Kontrolle gerät. Das gestörte Gehirn aktiviert das Bild vom gefährlichen und unberechenbaren psychisch Kranken.

Umgekehrt scheint es so zu sein, dass psychosoziale Erklärungsmodelle psychischer Störungen eine viel breitere Resonanz und Akzeptanz in der Bevölkerung finden. In der Bevölkerung gibt es inzwischen eine tief verwurzelte Vorstellung, dass die meisten, auch schwerwiegenden psychischen Störungen durch Stress, vor allen Dingen im Beruf und in persönlichen Beziehungen, ausgelöst werden. Dieses psychosoziale Krankheitsmodell bringt uns Menschen mit psychischen Störungen sehr viel näher, weil wir alle tagtäglich die Belastungen (und natürlich auch die Freuden) in Beruf und in Familie erleben (Lauber et al., 2004). Wir freuen uns, wir ärgern uns, wir sind traurig, wir sind erschöpft, all dies sind Erfahrungen, die uns allen geläufig sind und uns Menschen, die ähnliche Erfahrungen im Rahmen sogenannter psychischer Erkrankungen machen, viel näherbringt, als dies die Vorstellung einer Dysregulation im Gehirn je tun könnte. Menschen mit psychischen Erkrankungen mögen bestimmte Symptome viel intensiver und langanhaltender erleben, als dies »gesunde« Menschen kennen, aber diese Symptome gehören zum Spektrum menschlicher Empfindungen. Sie sind prinzipiell nachempfindbar und erleichtern die Identifikation mit den Betroffenen. Dies bedeutet natürlich nicht, dass diese Empfindungen kein biologisches Korrelat haben, sie lassen sich in den Hirnfunktionen abbilden.

Das psychosoziale Krisenmodell ist nicht nur in der Allgemeinbevölkerung so überaus beliebt, sondern genauso unter Betroffenen wie auch Betroffenenorganisationen. Betroffene sprechen von psychotischen oder depressiven »Krisen« und stellen damit ihre Lebenswelt in den Kontext eines nachvollziehbaren Erlebniszusammenhangs. In dem Krisenmodell kommt aber auch ein Gleichheitsgedanke zum Ausdruck, dass wir auf Herausforderungen alle gleich reagieren. Dies ist aus psychiatrisch-psychologischer Sicht nicht so zu vertreten. Wir werden dies unten noch weiter ausführen. An dieser Stelle sei gesagt, dass die Anpassungsfähigkeit der Menschen an Herausforderungen sehr unterschiedlich ist. Was die einen als Krise erleben, erleben andere wiederum als positiven Anreiz und persönliche Entwicklungsmöglichkeit. Die Persönlichkeit der Menschen moduliert im Wesentlichen die Wahrnehmung der Umwelt. Die Fachliteratur zur Krisenbewältigung sieht ausdrücklich vor, dass bewältigte Krisen als Möglichkeit der persönlichen Entwicklung erlebt werden.

Krisen sind in den Augen der meisten Menschen allerdings auch einfacher zu bewältigen als z. B. eine dysregulierte Hirnfunktion. In einer Welt, in der Autonomie und Kontrolle von höchster Relevanz für unsere alltägliche Funktionsfähigkeit sind, bleibt dann weniger Raum für eine Behandlung mit Psychopharmaka. Diese sind zum Inbegriff der Fremdsteuerung durch etwas Externes, von außen Kontrolliertes geworden. In der Tat halten wir auch unsere Patientinnen und Patienten in der Regel an, Selbstverantwortung zu übernehmen und ihre Autonomie zu stärken. In den Augen vieler Ärztinnen und Ärzte ist es dann allerdings überraschend, wenn diese Patient/-innen es dann ablehnen, Psychopharmaka einzunehmen.

1.6   Nehmen psychische Störungen zu?

Glaubt man der medialen Berichterstattung, ist es zu einer erheblichen Zunahme psychischer Störung in der Allgemeinbevölkerung in den letzten Jahren gekommen. Unterstützung findet diese Annahme durch viele ärztliche Kolleginnen und Kollegen, die tief beeindruckt von der wachsenden Zahl von Menschen, die Hilfe suchen, darauf schließen, dass dies einer echten Zunahme psychischer Störungen in der Bevölkerung entspreche.

Tatsächlich finden sich wissenschaftlich hierfür nur wenige Belege. Epidemiologische Feldstudien zeigen weltweit eine im Wesentlichen gleichbleibende Prävalenz psychiatrischer Erkrankungen. So ist liegt die Prävalenz psychiatrischer Erkrankungen in Deutschland bei 27,8 % und hat sich in den letzten Jahren kaum verändert (DGPPN, 2023). Aus Daten der Krankenkassen lässt sich dagegen eine »eine deutliche Zunahme von Diagnosen, Behandlungen und Krankheitstagen aufgrund psychischer Erkrankungen in den letzten 20 Jahren« ablesen (DGPPN, 2018, S. 13). Dieser »scheinbare Widerspruch« wird erklärt als eine Veränderung der Bedeutung und Wahrnehmung des psychischen Befindens und eine Zunahme des therapeutischen Angebots (DGPPN, 2018). In Zeiten großer gesellschaftlicher Krisen, der Corona-Pandemie und des Ukraine-Krieges, nimmt die Inanspruchnahme psychischer Hilfsangebote weiter zu. Auch der Anteil von Fehltagen am Arbeitsplatz und die Häufigkeit von Berentungen aufgrund von psychischen Störungen hat deutlich zugenommen.

Will man sich der Fragestellung, ob psychische Störungen zunehmen, zuwenden, muss man unterscheiden zwischen einer echten und scheinbaren Häufigkeitszunahme. Eine echte Zunahme finden wir zum Beispiel, wenn sich die demographische Zusammensetzung der Bevölkerung ändert. Das Anwachsen der alten Bevölkerung über 65 Jahre führt zwangsläufig zu einem größeren Anteil alter Menschen mit psychischen Störungen, wie z. B. der Demenz. Da wir aus epidemiologischen Untersuchungen wissen, dass ca. 20 % der über 80 Jahre alten Hochbetagten demenzielle Symptome aufweisen, kommt es gegebenenfalls zu einem starken Zuwachs demenzieller Syndrome in der Bevölkerung mit dem Anwachsen dieser Altersgruppe. Diese Entwicklung finden wir in einer Reihe von Entwicklungsländern, die eine steigende Lebenserwartung auch der über 80-Jährigen aufzuweisen haben.

Eine echte Häufigkeitszunahme finden wir auch in einigen Ländern im Hinblick auf Substanzstörungen. Als Substanzstörungen bezeichnen wir Suchterkrankungen im Zusammenhang mit dem Konsum von Alkohol oder Nikotin, aber auch illegaler Substanzen wie Cannabis oder Heroin. Einen Zuwachs an Substanzstörungen finden wir häufig in solchen Ländern, die einen erleichterten Zugang zu diesen Substanzen haben. Dies gilt für legale wie für illegale Drogen. Wenn der Zugang zu Substanzen erschwert wird, nimmt in der Regel die Zahl der daran Erkrankten wie auch die der häufig damit verbundenen somatischen Erkrankungen ab. Gelegentlich ändert sich auch das Image einer Droge. So konnten Wissenschaftler aus Zürich zeigen, dass es in den letzten Jahren zu einer dramatischen Abnahme des Heroingebrauchs bei gleichzeitiger Zunahme des Kokainkonsums gekommen ist (Nordt & Stohler, 2006). Das hat wahrscheinlich damit zu tun, dass Heroin das Image einer Verliererdroge und Kokain das Image einer smarten Party- und Szenedroge erlangt hat.

Eine echte Zunahme eines psychiatrischen Störungsbildes, nämlich der Zahl von Suiziden, fand sich in den 1990er-Jahren in den baltischen Ländern, Lettland, Estland, Litauen, vorzugsweise bei Männern. Der gesellschaftliche Wandel, der in den 1990er-Jahren sich in diesen Ländern vollzog, demonstriert dramatisch, welchen Einfluss gesellschaftliche Rahmenbedingungen auf die Rate eines psychiatrischen Krankheitsbildes, in diesem Fall des Suizids, haben können. Auch die ökonomische Krise in Europa vor wenigen Jahren hat vor diesem Hintergrund in einigen besonders betroffenen Krisenländern wieder zu einem Anstieg der Suizidraten geführt.

Eine echte Abnahme der Suizidrate finden wir im Übrigen in einigen nichteuropäischen Ländern seit den 1990er-Jahren. Sollte dies vice versa als Ausdruck gesicherter gesellschaftlicher Verhältnisse gelten? Tatsächlich kennen wir die Gründe für den Rückgang der Suizide in einigen westeuropäischen Ländern nicht. Vermutet wird aber, dass dieser zum Teil mit den nachfolgenden Faktoren zu tun hat, nämlich der Senkung der Wahrnehmungsschwelle für psychische Störungen und der Bereitschaft, rechtzeitig Hilfe und Unterstützung für diese Störungen zu suchen (Schmidtke et al., 1996).

Zuletzt soll auch die Zunahme psychischer Störungen unter Migrantinnen und Migranten und Flüchtlingen erwähnt werden. Viele dieser Menschen haben auf der Flucht vor Krieg und Zerstörung vielfältige Formen der Gewalt erleben müssen, die nachhaltig ihr Leben und ihre psychische Befindlichkeit prägen (Lindert et al., 2008).

Die deutlich häufigeren bloß scheinbaren Veränderungen in der Krankheitshäufigkeit psychischer Störungen haben viele Ursachen. Bereits zuvor genannt wurde die Psychologisierung des Alltags: Alltägliches Leid wird nicht mehr als

Schicksal wahrgenommen, sondern als psychologisches Problem, das prinzipiell lösbar scheint. Dies senkt die Wahrnehmungsschwelle für derartige Störungen, weil damit gegebenenfalls auch die Möglichkeit verbunden ist, auf dieses Leid bzw. die Linderung dieses Leides Einfluss nehmen zu können.

Die im Jahr 2020 ausgebrochene weltweite Covidpandemie hat die Thematik der Prävalenz psychischer Erkrankungen noch einmal aktualisiert. Zu ihrem Beginn zeichnete sich ein Anstieg psychischer Gesundheitsprobleme mit Ängsten und depressiven Symptomen ab, im Verlauf der Pandemie konnten viele Menschen sich an die veränderte Situation adaptieren. Besonders psychisch belastet war die Gruppe der Kinder und Jugendlichen (Bohl et al., 2022). Die langfristigen Effekte der Covidpandemie auf die Prävalenz psychiatrischer Erkrankungen müssen in aufwendigen Längsschnittstudien verfolgt werden. Von großer Bedeutung für die scheinbare Zunahme psychischer Störungen sind in diesem Zusammenhang die sogenannten unterschwelligen Störungsbilder. Damit bezeichnen wir psychische Störung, die nicht die Schwelle zu einer Diagnose erreichen, trotzdem aber subjektives Leid bei den Betroffenen verursachen. Es handelt sich um Störungsbilder, die häufig Haus- und Allgemeinärzt/-ärztinnen präsentiert werden. Diese versagen ihren Patient/-innen in der Regel nicht die Anerkennung des subjektiven Leides, weil sie diese Störungsbilder als Spielarten psychiatrischer Erkrankungen akzeptieren. Gesamthaft werden viele Menschen mit unterschwelligen Störungen krankgeschrieben, die formal nicht die Schwelle einer manifesten Störung gemäß ICD oder DSM erreichen.

Das, was in westeuropäischen Gesundheitssystemen Alltagspraxis ist, ist im Zusammenhang der Revision des amerikanischen Klassifikationssystems von DSM-IV zu DSM-5 in den Medien erheblich in die Kritik gekommen. Breit wurde in den Medien diskutiert, ob die Psychiatrie (in Form ihrer Klassifikationssysteme) die Menschen nicht unnötig psychiatrisiere, also für verrückt erkläre, wo es um ganz normales menschliches Leid gehe.

Was war geschehen? Das überarbeitete Klassifikationssystem hat teilweise einige neue Diagnosen (z. B. pathologische Trauer oder wiederkehrende Wutanfälle bei Kindern) aufgenommen oder bei bestehenden Diagnosen die Kriterien gelockert. So können bereits weniger Symptome, die über kürzere Zeiträume bestehen, bestimmte Diagnosen auslösen. Die dahinterliegende Idee war, psychische Leidenszustände frühzeitig diagnostisch erfassen und ggfs. behandeln zu können. Diesen Präventionsgedanken hat sich in der Psychiatrie eine ganze Versorgungsbewegung zu eigen gemacht, immer unter der Vorstellung, dass Leidenszustände sich bei frühzeitigen Hilfen einfacher und wirksamer behandeln lassen als chronische Erkrankungen – ein Gedanke, der in der Körpermedizin weitestgehend fachlich, aber auch in der Bevölkerung akzeptiert ist.

Darüber hinaus muss man sich im Klaren sein, dass psychiatrische Störungsbilder keine natürlichen Krankheitsentitäten darstellen, die sich prinzipiell von Zuständen psychischer Gesundheit unterscheiden. Psychische Erkrankungen sind sogenannte multifaktorielle Erkrankungen, d. h. Erkrankungen, zu denen viele Faktoren jeweils einen relativ kleinen Beitrag leisten. Dementsprechend sind die Hilfeleistungen ebenso multimodal, d. h., man versucht auf vielen Ebenen Einfluss zu nehmen.

Wir wollen den Gedanken aber nicht weiterverfolgen, warum die frühzeitigen Hilfen solch große Befürchtungen in der Bevölkerung auslösen, sondern uns mehr mit dem Widerspruch beschäftigen, der sich andererseits aus der weitgehenden Akzeptanz des Burnout-Konzeptes in der Bevölkerung ergibt – ein subjektiver Leidenszustand, der keine formal-diagnostischen Kriterien erfüllt. So wie das Konzept gegenwärtig verwendet wird, gibt es keinen genauen Kriterienkatalog, keine Festlegung des Schweregrads oder Festlegung eines Zeitraums, in dem die Symptome vorhanden sein müssen. Was aber das Konzept Burnout von den anderen Krankheitsbildern unterscheidet, ist, dass es sich um eine »Grassroot«-Bewegung handelt, also dass das Konzept aus der Bevölkerung heraus entstanden ist, während die vorgenannte Revision des DSM expertenbasiert, also »top down« entstanden ist. Verständlich wird die große Akzeptanz des Burnout-Syndroms in der Bevölkerung nur vor dem Hintergrund unserer vorhergehenden Ausführungen über die Bedeutung der »Erschöpfung« in der heutigen Arbeitswelt. Während eine psychiatrische Diagnose bedeutet, an den Rand der Gesellschaft gedrängt zu werden, befindet man sich mit der »Erschöpfung« mittendrin.

Dabei sollte man Burnout nicht nur auf der individualistischen Ebene betrachten, sondern sich darüber im Klaren sein, dass es sich dabei um kollektive, gesellschaftliche, sogar die nationale Ebene überschreitende Phänomene handelt. Schaufeli legte 2018 eine Studie, an der rund 43.000 Arbeitnehmende teilgenommen hatten, vor, in der er die Zusammenhänge zwischen Burnout auf Länderebene einerseits und einer Vielzahl von nationalen Wirtschafts- und sozio-kulturellen Daten andererseits analysierte (Schaufeli, 2018):

Die Länder mit den höchsten Burnout-Werten befinden sich demnach vor allem in Ost- und Südosteuropa. Die Länder mit den niedrigsten Burnout-Werten befinden sich in Nordwesteuropa. In Ländern mit einem niedrigeren Bruttoinlandsprodukt (BIP) werden höhere Burnout-Werte beobachtet. In den Ländern mit der schlechtesten Wirtschaftsleistung bewirkt ein relativ kleiner Anstieg des BIP einen relativ großen Rückgang des Burnouts, während in den Ländern mit der besten Wirtschaftsleistung ein weiterer Anstieg des BIP das Burnout-Niveau nur geringfügig senkt.

Weiter stellte er fest, dass das Ausmaß des Burnouts höher ist in Ländern, in denen die Arbeit als wichtiger angesehen und höher bewertet wird, ebenso in ärmeren Ländern mit einer schwachen Demokratie, dort wo Korruption, Geschlechterungleichheit bestehen, und zuletzt in hierarchisch strukturierten Ländern. Zusammengenommen zeigen seine Analysen, dass Burnout auf nationaler Ebene signifikant mit verschiedenen ökonomischen und kulturellen Indikatoren korreliert. So finden sich in der Gesamtbetrachtung die niedrigsten Burnout-Werte in den Niederlanden und die höchsten Burnout-Werte in der Türkei.

1.7 Was heißt dies in Bezug auf Burnout?

Um die in der Überschrift gestellte Frage zu beantworten, ist zunächst noch einmal festzuhalten, dass es Burnout als eigenständige Krankheitseinheit in keinem der heute üblichen Klassifikationssysteme gibt. Burnout kann heute innerhalb der ICD-10 als sogenannte Z-Diagnose klassifiziert werden. Dies sind Faktoren »die den Gesundheitszustand beeinflussen und zu Inanspruchnahme von Gesundheitsdiensten führen«. Geeignet sind z. B. die Diagnosen Z-73.0 Erschöpfungssyndrom (Burnout-Syndrom), Mangel an Entspannung oder Freizeit (Z-73.2) oder beispielsweise sozialer Rollenkonflikt (Z-73.5) in der ICD-10. In der Nachfolgeversion, dem ICD-11, kann Burnout ergänzend zu einer Hauptdiagnose als »qualifying diagnosis« (QD) aufgeführt werden. Burnout ist unter QD 85 auf chronischen Stress am Arbeitsplatz beschränkt und wird umschrieben mit dem Gefühl von Energieverlust und Erschöpfung, zunehmender mentaler Distanz von der Arbeit oder Gefühle von Negativismus oder Zynismus bezüglich der Arbeit sowie einer reduzierten beruflichen Leistungsfähigkeit.

Ärztinnen und Ärzte sind gut beraten, das wahrzunehmen und aufzugreifen, was ihnen ihre Patientinnen und Patienten berichten. Auch sollte nicht voreilig auf andere Diagnosen und schon gar nicht auf somatische Diagnosen ausgewichen werden. Eines ist jedenfalls sicher: Krankschreibungen einerseits sind nur beschränkt und zeitlich sehr limitiert zu vertreten und Invalidisierungen bzw. Berentungen so gut wie nicht – auch wenn dies häufig den Wünschen unserer Patientinnen und Patienten entspricht. Therapeutisch betrachtet führen solche Maßnahmen kurzfristig zur Entlastung, sie sind aber langfristig mit erheblichen Nachteilen für die Betroffenen verbunden. Längere Krankschreibungen erhöhen deutlich das Risiko einer Frühberentung. Eine Frühberentung sichert zwar u. U. die Lebensgrundlage, beraubt aber viele Menschen ihrer Lebensziele. Der sinnstiftende Wert von Arbeit ist unbestritten, wenngleich aber durch den Exklusivitätsanspruch der Arbeit als sinnstiftendes Element unseres Lebens selten andere Alternativen zur Verfügung stehen.

Aus der Arbeit mit Menschen mit psychischen Störungen, die deswegen frühberentet wurden, wissen wir, wie sehnlich der größte Teil der Betroffenen sich eine Rückkehr ins Arbeitsleben wünscht. Dabei geht es v. a. um eine Rückkehr auf den ersten Arbeitsmarkt. Damit verbunden ist der Wunsch nach »Normalität« und damit Teil der Gesellschaft zu sein. Bemerkenswerterweise haben viele Untersuchungen gezeigt, dass eine solche Arbeitstätigkeit nicht nur allgemein die Lebenszufriedenheit erhöht, sondern in vielen Fällen auch die psychische Gesundheit der Betroffenen verbessert.

1.8 Wandel von Arbeit und Gesellschaft

Es ist in den vergangenen drei Jahrzehnten zu einem erheblichen gesellschaftlichen Wandel wie auch einem Wandel der Arbeit und den Anforderungen der Arbeit, aber auch der Erwartungen an die Arbeit gekommen.

Zum einen haben wir es mit einer noch nie erlebten Globalisierung wirtschaftlicher Abläufe und einem Strukturwandel unserer Wirtschaft zu tun. Diese Internationalisierung hat dazu geführt, dass die wirtschaftlichen Zusammenhänge deutlich komplexer geworden sind. Durch den technologischen Fortschritt ist es heute möglich, in wenigen Sekunden E-Mails in alle Welt zu versenden und von dort zu empfangen. Geschäftsprozesse haben sich so deutlich beschleunigt. Zudem ist durch die globale Konkurrenzsituation der Kostendruck auf die einzelnen Unternehmen gestiegen. Die Globalisierung der Wirtschaft wird häufig als Grund angeführt, warum sich der Druck auf Arbeitnehmende, mehr zu leisten, (zwangsläufig) erhöht, um konkurrenzfähig zu bleiben. Andererseits scheint sich die Bevölkerung gegen diesen Konkurrenzdruck in politischen Abstimmungen zu wehren. Abschottung gegenüber dem Ausland und gegen unbotmäßige Wirtschaftsflüchtlinge, die bereitwillig die erreichten Sozialstandards unterbieten, hat Konjunktur in vielen westeuropäischen Ländern. Das gilt aber nicht nur für einfache Berufe oder für Tätigkeiten, die die einheimische Bevölkerung heutzutage nicht mehr annehmen möchte. So werden z. B. deutsche Ärzt/-innen in der Schweiz von ihren Schweizer Kolleg/-innen häufig misstrauisch beäugt, weil sie mutmaßlich arbeitswilliger sind und eher widerspruchslos schlechtere Arbeitsbedingungen als ihre Schweizer Kolleg/-innen akzeptieren. Das gleich gilt für polnische Ärzt/-innen in Deutschland und ukrainische Ärzte in Polen, die jeweils die Lücken der ins Nachbarland ausgewanderten Ärzt/-innen füllen (Diedrich et al., 2015).

Aber nicht nur Unternehmen, auch die öffentliche Hand ist gezwungen zu sparen. Die finanzielle Unterstützung für arbeitslose Menschen wurde reduziert, das Renteneintrittsalter vielerorts angehoben und die Renten gekürzt. Mitarbeitende sind heute real stärker von zumindest vorübergehender Arbeitslosigkeit bedroht. Ältere Arbeitsnehmende über 50 sehen sich bei Restrukturierungsmaßnahmen schnell einmal langjähriger Arbeitslosigkeit ausgesetzt. Und das gilt nicht nur für die schlechtqualifizierten Mitarbeitenden, sondern ebenso für bestens ausgebildete Arbeitnehmenden, deren »Mangel« hauptsächlich darin besteht, dass sie sich nicht mehr stromlinienförmig allen Anforderungen des Betriebs anpassen wollen. All diese Prozesse prägen den Rahmen, in dem sich Unternehmen bewegen, und wirken mittelbar auf die Mitarbeitenden in Unternehmen ein (Diedrich et al., 2015).

Der Strukturwandel bezieht sich außerdem darauf, dass die Produktion von Gütern immer mehr zugunsten von Dienstleistungen in der Gesellschaft zurücktritt. Dienstleistungen haben in der Regel mit Kommunikation zu tun. Damit findet eine Verlagerung von sachbezogenen Problemen auf zwischenmenschliche Problemstellungen statt. Der Strukturwandel hat es auch mit sich gebracht, dass Hierarchien nicht mehr deutlich sichtbar sind. Anweisungen werden heutzutage nicht mehr einfach befolgt, weil sie von einem/einer Vorgesetzten kommen, sondern müssen gut begründet sein. Auch dies erfordert wesentlich höhere, kommunikative Kompetenzen von allen Beteiligten. Kein Vorgesetzter/keine Vorgesetzte kann sich mehr heutzutage darauf berufen, dass er oder sie das Sagen hätte, sondern muss argumentativ überzeugen. Sozialkompetenz ist hierfür unabdingbar erforderlich, in der Regel aber nicht Bestand der beruflichen Ausbildung. Der Arbeitnehmer ist auch gleichzeitig für sein Arbeitsergebnis verantwortlich. Er/sie handelt nicht mehr einfach auf Anordnung, sondern entscheidet in vielerlei Hinsicht autonom und ist damit auch viel offensichtlicher Kritik von oben ausgesetzt.

Aber unsere Gesellschaft und unsere Erwartungen an die Arbeit haben sich auch geändert. Arbeit bedeutet für uns heute eine bezahlte Arbeit, die einem Sozialvertrag zwischen Arbeitgeber und Arbeitnehmenden unterliegt und die soziale Rechte und Status definiert. Den erreichten Status der sozialen Balance zwischen Arbeitgeber und Arbeitnehmenden nehmen viele heute als bedroht wahr. Die Verantwortung für bestimmte Lebensrisiken, wie z. B. Arbeitslosigkeit, liegt mehr und mehr bei den Arbeitnehmenden. Bei Jobangeboten wird von ihnen ein äußerstes Maß an Flexibilität sowohl örtlich wie zeitlich vorausgesetzt ohne Rücksicht auf die persönlichen Bindungen und sozialen Verpflichtungen des Arbeitnehmers.

1.9 Strukturwandel

1.9.1 Globalisierung und Arbeitsplatzunsicherheit

Eine ortsgebundene Abhängigkeit gibt es aber fast für keine Branche heutzutage mehr. Das Auf und Ab der wirtschaftlichen Zyklen vermittelt vielen Menschen, in einer prinzipiell unsicheren, jedenfalls wirtschaftlich instabilen Welt zu leben. Auch in ökonomisch florierenden Zeiten fühlen sich viele Menschen bezüglich ihrer wirtschaftlichen Lage unsicher und befürchten einen sozialen Abstieg.

Firmen fordern von ihren Mitarbeitenden heutzutage nicht nur hohe Flexibilität im Umgang mit ihren Arbeitskolleg/-innen und ihren Kund/-innen, sondern auch im Hinblick auf den Arbeitsort. Ein Umzug ist aber nicht nur mit der Aufgabe eines bestimmten Arbeitsortes verbunden, sondern beinhaltet zumeist den Verlust nahezu aller sozialer Bezüge. Nicht umsonst nehmen viele Menschen lange Arbeitswege in Kauf, nur um möglichst in ihrem gewohnten sozialen Umfeld zu verbleiben. Pendeln ist aber in der Regel mit einer Reduktion der frei zur Verfügung stehenden Zeit verbunden und ein erwiesener Risikofaktor für Erschöpfung. Oft reicht das Pendeln nicht aus, sondern ein Wechsel des Lebensortes ist notwendig. So sind viel Ostdeutsche 30 Jahre nach der Wiedervereinigung nicht mehr existenziell bedroht, waren und sind aber gezwungen, ihre Heimat zu verlassen, um andernorts Arbeit zu finden. Heimat ist aber Bestandteil unserer Lebensqualität und es hinterlässt Verbitterung, wenn sich Existenzsicherung und Heimat nicht mehr vereinbaren lassen. Konstitutiver Bestandteil der sogenannten Verbitterungsstörung, wie sie der deutsche Psychiater Michael Linden beschrieben hat, ist ein tiefgreifendes und anhaltendes Gefühl der Ungerechtigkeit (Linden & Maercker, 2011).

Die gewünschte Flexibilität bezieht sich weiter auch auf die Arbeitsumstände. Der Arbeitsanfall soll entsprechend den Bedürfnissen des Betriebs bewältigt werden, was im Einzelnen lange Arbeitstage, Überstunden, verlängerte Arbeitswochen gefolgt von »zwangsweisen Ferien« bedeuten kann, mit den entsprechenden Auswirkungen auf das ganze soziale Leben.

Die Technologisierung der Arbeitswelt lässt die Grenzen zwischen Arbeit und Privatleben verschwimmen. Um flexibel erreichbar zu sein, nutzen Arbeitnehmende zunehmend mobile Geräte wie Smartphones und Laptops, was dazu führt, dass auf dem Heimweg und zu Hause noch berufliche E-Mails und Anrufe beantwortet werden. Darüber hinaus hat die steigende Technologisierung zur Folge, dass viele ursprünglich persönliche Kontakte auf der Arbeit durch E-Mail und Telefon ersetzt worden sind. Ganz besonders trifft dies multinationale Konzerne und diejenigen Unternehmen, die Abteilungen ins Ausland verlagert haben. Hier müssen häufig Mitarbeitende wichtige Angelegenheiten verhandeln, die einander nie kennen lernen werden. Insgesamt ist das Gefüge der persönlichen Kontakte auf der Arbeit brüchiger geworden. Die Technologisierung hat aber noch weitere Auswirkungen: Jede benötigte Information ist meist nur einen Mausklick entfernt. Dies ist bequem, führt aber auch dazu, dass täglich eine Vielzahl an Informationen in kürzester Zeit aufgenommen, verarbeitet und in Handlungen übersetzt werden müssen. Zudem hat sich durch die Technologisierung die Geschwindigkeit der Kommunikation extrem beschleunigt. Viele Arbeitnehmende haben das Gefühl, die tägliche Informationsflut nicht mehr bewältigen zu können. Auch das heute vielfach geforderte Multitasking ist für viele Arbeitnehmende schwer zu bewältigen (Diedrich et al., 2015).

Die »erschöpfte Gesellschaft« ist daher eine Beschreibung für einen Zustand in den westlichen Industrieländern, der die Situation vieler Menschen beschreibt. Es ist dabei nicht nur eine Ursache, sondern ein Gefüge von Veränderungen, das diesen herbeiführt. Dazu gehören, wie beschrieben, Digitalisierung und Technologisierung mit einer deutlich schnelleren und höheren Dichte an Informationen, die es zu verarbeiten gibt, eine allgemeine Beschleunigung und andauernde Effizienzsteigerung im Alltag, deutlich mehr alltägliche Entscheidungsoptionen, die auch überfordern können, aber auch der Wandel von Strukturen, z. B. im familiären Kontext (Diedrich et al., 2015).

1.9.2 Entfremdung und Erschöpfung

Der deutsche Soziologe Hartmut Rosa hat im Zusammenhang mit der »erschöpften Gesellschaft« den Begriff der Resonanz geprägt (Rosa, 2016). Seine Analyse des Menschen in der modernen Welt beschreibt diesen als jemanden, der zwar immer mehr Ressourcen anhäuft, der aber immer mehr erlebt, dass ihm das Leben nicht zu gelingen scheint, er im Zustand der zunehmenden Entfremdung lebt, da ihm die Verbundenheit zu sich selbst und der Welt, zu anderen Menschen, der Natur und seiner Arbeit verloren geht. Im Bereich Arbeit zeigt sich der Zustand der Entfremdung, wenn diese leer und sinnlos erscheint. Burnout nimmt Rosa als Beispiel für einen Zustand, in dem Resonanzachsen verstummt sind, der Mensch sich als indifferent und beziehungslos erlebt. Er definiert Resonanz als Gegensatz zur Entfremdung. Im Zustand der Resonanz ist der Mensch angeregt und berührt, er erlebt sich als selbstwirksam. Resonanz kann erlebt werden in Beziehungen zu anderen Menschen, auch im politischen Gestalten, im Verhältnis zu Dingen (z. B. in ästhetischen Erfahrungen), in der Arbeit, aber auch in der Sehnsucht nach Sinn und Verbundenheit zur Welt (z. B. durch Natur, Religion, Kunst). Die sozialen Bedingungen für Resonanzerleben sind – neben basalen materiellen Ressourcen – vor allem Zeit und Vertrauensverhältnisse. Die ökonomisch bedingten Steigerungs- und Wachstumszwänge der Moderne mit zunehmendem Zeitdruck und permanentem Wettbewerb führen zu Instrumentalisierung in Bezug auf Dinge, zum Optimierungszwang in Bezug auf uns selbst und Konkurrenzdenken gegenüber anderen, sie unterlaufen so die für ein Resonanzerleben notwendige dispositionale Offenheit.

1.9.3 Arbeit und Gesundheit im Betrieb

Die Rahmenbedingungen der heutigen Arbeitswelt sind den Betrieben und Firmen natürlich nicht unbekannt. Die Firmen stehen schon aus betrieblichem Eigeninteresse den gesteigerten Arbeitsanforderungen nicht gleichgültig gegenüber. Sie betrachten ihre Mitarbeitende als sogenanntes »Humankapital«, das es pfleglich zu behandeln gilt, weil die Mitarbeitenden die »Produkte« eines Betriebs herstellen. Es gibt mittlerweile eine Reihe von Indikatoren, die auf psychische Belastungen in einem Betrieb oder einer Firma hindeuten.

Warnzeichen für eine gestörte Arbeitsatmosphäre im Betrieb (Diedrich et al., 2015)

- dauerhaft hoher Krankenstand
- hohe Mitarbeiterfluktuation
- nachlassende Qualität der Produkte bzw. der Dienstleistungen
- sinkende Produktivität des Unternehmens
- sinkende Innovationsfähigkeit des Unternehmens
- häufige Konflikte zwischen Mitarbeitenden bzw. zwischen Mitarbeitenden und Führungskräften
- sinkende Motivation und Engagement
- mehr Unfälle
- mehr Fehler
- mehr Überstunden

Eines ist jedenfalls sicher: Auch wenn die Toleranz gegenüber psychischen Störungen einerseits gestiegen ist und andererseits die Betriebe sich um ihr »Humankapital« deutlich mehr bemühen, als dies früher der Fall war, so müssen in Zeiten wirtschaftlicher Krisen vor allen Dingen die Mitarbeitenden, die unter psychischen Störungen leiden, als »Erste« dran glauben. So sind die meisten Menschen vertraut mit den relativ paradiesischen Arbeitsverhältnissen in der Schweiz bzw. der seit Jahrzehnten niedrigen Arbeitslosenrate. Aber auch die fast krisensichere Eidgenossenschaft hatte in den 1990er Jahren eine ökonomische Krise zu durchstehen, die zu einer für die Schweiz ganz unvorstellbaren Arbeitslosenquote zwischen 4 % und 5 %

führte. Dies bekamen wir in unseren ambulanten psychiatrischen Diensten dramatisch zu spüren: Waren bis zur Zeit der Wirtschaftskrise 30–40 % unserer (relativ schwer kranken) Klientel arbeitslos, stieg parallel zu der vorgenannten Arbeitslosenrate von 4–5 % die Arbeitslosigkeit unter unseren Klientinnen und Klienten auf ca. 90 % an. Die Schlussfolgerung daraus ist, dass schon vergleichsweise geringe wirtschaftliche Krisen insbesondere auf die sogenannten »schwächeren« Mitarbeitenden durchschlagen.

1.9.4 Burnout in Zeiten von Corona

Nichts hat unsere heutige Arbeitswelt mehr auf den Prüfstand gestellt als Corona. Wenige unserer Gewissheiten hatten Bestand. Nicht nur, dass viele Menschen von Arbeitslosigkeit bedroht waren, auch die, die noch in Arbeit waren, mussten sich auf neue, ungewohnte Arbeitsabläufe einstellen. Homeoffice, zuvor unter den verschiedenen Arbeitsplatzmodellen eher ein von den Arbeitgebern kritisch beäugter Exot, entwickelte sich plötzlich zu einem weithin akzeptierten Arbeitsplatzmodell. Nicht ganz – mussten doch die Arbeitgeber sich von ihrem Misstrauen verabschieden, dass im Homeoffice nur gefaulenzt würde. Ihren Sorgen begegneten die Arbeitgeber mit einem Übermaß an Arbeitsaufträgen.

Was anfänglich für viele Arbeitnehmende attraktiv erschien, von zuhause aus zu arbeiten, sich die Zeit selbst einteilen zu können, keine Reisewege mehr zum Arbeitsplatz zu haben, erwies sich je länger je mehr als Danaergeschenk. Keine festgelegten Arbeitszeiten zu haben kann bedeuten, dass sich die Arbeit über den ganzen Tag, in den Abend und das Wochenende hinziehen kann, ohne dabei die vereinbarte Stundenzahl zu überschreiten. Ebenfalls als schwierig kann sich die Anwesenheit des Partners/der Partnerin erweisen, weil die Trennung von Arbeit und Freizeit nicht mehr richtig gelingt. Mit am schwierigsten erwies sich die Anwesenheit der Kinder, deren Kindertagesstätten, Kindergärten oder Schulen geschlossen waren. Dort, wo die Kinder Homeschooling betrieben, war oft die Unterstützung der Kinder durch die Eltern notwendig. Viele Kinder machten die Erfahrung, dass es schon einen Unterschied macht, von einer Fachperson oder den Eltern unterrichtet zu werden. Als in Deutschland die Kitas geschlossen wurden, wurde den Eltern, die in sogenannten systemrelevanten Berufen arbeiteten, eine Notbetreuung angeboten, die von 50 % der Eltern in Anspruch genommen wurde. Da es schwer vorstellbar ist, dass so viele Menschen in systemrelevanten Berufen arbeiten, kann man vermuten, dass die Notbetreuung für viele Eltern die letzte Möglichkeit war, sich der Kinder wegen Überforderung zu entledigen. Das, was anfänglich wie ein verlängerter Familienurlaub aussah, erwies sich im Verlauf der Pandemie als schwer auszuhaltende Mehrfachbelastung.

Alleinstehende waren ihrerseits auch nicht viel besser dran, da das, was alleinstehend zu sein für viele Menschen attraktiv macht, auch nicht mehr möglich war während der Pandemie. Ausgehen, sich mit Freunden treffen, aber auch sich bei der Arbeit sich zu einem Plausch in der Kaffeeküche zu treffen und gemeinsam Mittagessen zu gehen, war alles nicht mehr möglich.

Deshalb war es nicht verwunderlich, dass eine Reihe von Untersuchungen weltweit zeigte, dass diese psychosozialen Belastungen zu einer Zunahme psychischer Störungen, insbesondere depressiver Syndrome und Angststörungen, in der Bevölkerung führten, wenngleich viele der Störungen unterhalb der Schwelle einer manifesten klinischen Störung blieben. Da viele dieser Syndrome im erweiterten Arbeitskontext entstanden, ist der Weg zur Diagnose »Burnout« nicht weit. So erwies sich in der Pandemie die Welt als riesiges Labor für die Erforschung von Burnout. Es hat sich gezeigt, dass die Arbeitswelt viele Einflussfaktoren bereithält, die sich segensreich, aber auch schädlich auf die seelische Gesundheit auswirken können.

Vor circa 50 Jahren hat sich in Deutschland eine Enquete-Kommission mit der Reform der Versorgung psychisch Kranker in Deutschland beschäftigt. Die Überlegungen der Enquete richteten sich vorzugsweise auf die Versorgung schwer psychisch kranker Menschen. Einer der Vorschläge der Kommission lief darauf hinaus, dass auch bei schwerer psychisch Kranken darauf geachtet werden solle, dass Wohnen, Freizeit und Leben räumlich voneinander getrennt sein sollten. Der Kommission ging es damals um die Nachbildung der lebensweltlichen Realität, um Normalität herzustellen. Mit dem Abstand eines halben Jahrhunderts wird nun deutlich, dass es für die Trennung von Arbeit und Wohnen auch eine inhaltliche Begründung gibt, wie uns die Pandemie gelehrt hat.

Zur Illustration hier ein »Corona«-Fall:

Fall 1:

Die 28-jährige Frau (C.F.) war schon als 22-jährige Frau in meine Behandlung gekommen. Sie stand am Anfang ihres Volkswirtschaftsstudiums und war sich sehr unsicher, wie sie das Studium wohl erfolgreich absolvieren könne. Nach einigen enttäuschenden Jugendbeziehungen lebte sie zurückgezogen und hatte sich, obwohl vielfach umworben, weiteren Beziehungen verweigert. Ihr Studium absolvierte sie erfolgreich, was ihr Zutrauen zu sich und ihren Fähigkeiten wesentlich steigerte. Sie hatte diverse kurze Affären, aber keine längerfristige Beziehung. Darüber schien sie nicht unglücklich, es war eigentlich immer sie, die die Beziehungen schnell wieder beendete. Zu mir kam sie nur noch in großen Abständen. Beruflich war sie sehr erfolgreich und ging dann doch auch noch eine mehrjährige Beziehung zu einem älteren Mann ein. Gerade zu Beginn der Corona-Pandemie hatte ihr Partner einen mehrwöchigen beruflichen Auslandsaufenthalt geplant. Sie hatte ihn inständig gebeten zu bleiben, aber er verreiste trotzdem. Sie stürzte sich in die Arbeit, und zwar sehr bald im Homeoffice. Nach ein paar Wochen der Isolation entwickelte sie heftige Panikattacken. Eine völlig neue Erfahrung für sie, weswegen sie sich wieder bei mir meldete. Da auch die Praxen wegen Corona geschlossen waren, war nur eine Notbetreuung via Videochat möglich. Sie erhielt ein Antidepressivum. Es brauchte« mehrere Wochen, bis die Panikattacken wieder abgeklungen waren. Eine wirkliche Einsicht, wie aus der Kombination von Verlassenheitsängsten und übermäßiger Arbeitsbelastung die Panikattacken entstanden sind, hatte sie nicht erlangt. Von ihrem damaligen Partner hatte sie sich bald nach seiner Rückkehr getrennt und lebt erneut in einer

Beziehung zu einem älteren Mann, den sie schließlich heiratete. Ihren Arbeitsstil hat sie nicht geändert.

2 Burnout – was ist das?

Um die Frage, was Burnout eigentlich ist, zu beantworten, sollen als Einstieg beispielhaft einige Fälle aus der Praxis vorgestellt werden. Jeder der Betroffenen hat sich in meiner psychiatrischen Praxis mit der selbst gestellten Diagnose eines Burnouts vorgestellt. In der Tat gab es bei allen in und um die Arbeit herum Schwierigkeiten, die zu einer psychischen Belastungssituation wurden. Die Symptomatik und die persönlichen und Umgebungsfaktoren unterschieden sich von Fall zu Fall. Die Beispiele zeigen, dass die diagnostische Abgrenzung eines Burnouts nicht immer einfach möglich ist. Verbindend bei diesen Fällen ist, dass Erschöpfung ein zentrales Symptom ist und chronische Belastungen im Arbeits-/Leistungskontext eine wesentliche Rolle in der Ätiopathogenese spielen. Häufig sind es jedoch Mehrfachbelastungen, im Arbeits- und privaten Kontext, die dazu führen, dass jemand nicht mehr genügend Ressourcen aufweist, um den eigenen und äußeren Anforderungen standzuhalten, und Symptome entwickelt. Es zeigt sich auch, dass Persönlichkeitsfaktoren von großer Relevanz sind, wenn es darum geht, wie ich mit Stressoren umgehe.

Fall 2:

Die 25-jährige Frau (A.C.) hatte zwei Jahre zuvor ihr Volkswirtschaftsstudium abgeschlossen und relativ zügig eine Anstellung in einer Großbank gefunden. Ihre Abschlusszeugnisse waren gut und sie hatte offensichtlich ein gewinnendes Wesen. Die Voraussetzungen für den Berufseinstieg waren günstig. Während ihres ersten Jahres arbeitet sie in einem Team mit erfahreneren Kollegen, die sie versuchten in das Arbeitsgebiet einzuführen. Dies schien auch zu gelingen. Ihre Beurteilungen seitens ihrer Vorgesetzten waren ordentlich und man war allgemein mit ihrer Arbeitsleistung zufrieden. Nach mehr als einem Jahr kam es zu einem Chefwechsel im Team, der mit einiger Unruhe verbunden war. Der neue Chef war deutlich abweisender und ihrer Arbeitsleistung kritischer gegenüber eingestellt. Insgesamt waren seine Anforderungen höher. Er drohte dem Team, dass eine Auflösung der gesamten Gruppe in der Geschäftsleitung diskutiert würde. Für A.C. hatte dies in mehrfacher Hinsicht negative Folgen. Nachdem der Wettbewerb unter den Kollegen so angeheizt worden war, herrschten Misstrauen und Missgunst vor. Keiner wollte die anderen mehr an den eigenen Arbeitsergebnissen partizipieren lassen. Gleichzeitig schob man sich gegenseitig die Schuld für Fehler zu. A.C. war von ihrer Persönlichkeit her wenig für diese Art von Wettbewerb geeignet. Sie war sehr konsensorientiert und auch schon mal bereit, einen Fehler zuzugeben, möglicherweise auch, wenn eine Reihe anderer Kolleg/-

innen auch daran beteiligt war. So wurde ihr schnell die Rolle des Sündenbocks in der Gruppe zugeschrieben. A.C litt natürlicherweise unter dieser Entwicklung, hatte dem aber wenig entgegenzusetzen. Sie erhielt in der Folge zwei Abmahnungen, die sie widerspruchslos akzeptierte. Es nimmt daher nicht Wunder, dass sie in dieser Situation sehr schlecht schlief. Sie wachte nachts häufig auf und ihre Gedanken drehten sich um ihre Arbeit. Ihre Selbstzweifel verstärkten sich, sie weinte häufig. Sie war sich nicht mehr sicher, ob sie überhaupt für diese Stelle geeignet war und überlegte, ob sie kündigen solle. Wenig Unterstützung erhielt sie von ihrem langjährigen Partner, der ihr Naivität vorwarf und meinte, sie müsse sich in diesem Haifischbecken mehr wehren. Sie meldete sich dann diverse Male krank, jeweils mit Abwesenheiten von 2–3 Tagen. Als sie in meine Praxis kam, war ihr die Kündigung angedroht worden.

Sie war depressiv, weinte und meinte, so könne sie nicht weiterleben. Auf eine medikamentöse Behandlung wurde mit Ausnahme eines schlafanstoßenden Antidepressivums verzichtet. Es wurden zwei therapeutische Gespräche pro Woche vereinbart. Zielsetzung war eine Klärung ihrer Lebensziele bzw. welche Erwartung sie an ihre berufliche Entwicklung hatte. Schon bald wurde deutlich, dass sie sich eingestehen musste, eine falsche Berufswahl getroffen zu haben. Mit einer Bewerbung im Finanzwesen war sie den Wünschen ihres Vaters gefolgt. Mit den Zielen der Bank konnte sie sich nicht wirklich identifizieren. Nach sechs Wochen reichte sie ihre Kündigung ein. Von ihrem Freund trennte sie sich, weil »keine Liebe mehr da« gewesen sei. Nach weiteren zwei Monaten hatte sie eine neue Stelle in einer NGO gefunden. Sie fühlte sich dort gut aufgehoben, schätzte den Zusammenhalt der Mitarbeitenden und identifizierte sich v.a. mit den Zielen dieser Organisation. Einen neuen Freund hat sie in der Zwischenzeit noch nicht gefunden, war aber erleichtert, dass sie wieder ihr eigenes Leben führen konnte. Nach fünf Monaten wurde die Therapie beendet.

Fall 3:

Der 46-jähriger Mann (F.R.) arbeitete seit langem in einem großen Versicherungskonzern. Seine Arbeit macht ihm im Großen und Ganzen Spaß auch in Anbetracht, dass er noch nie in einer anderen Branche gearbeitet hat. Größere Arbeitskonflikte gab es nicht, wenn auch in den letzten Jahren die Anforderungen an die Mitarbeitenden deutlich heraufgeschraubt worden waren. Eigentlich war ihm das ganz recht gewesen, weil er sich öfters über die »faulen« Kolleg/innen geärgert hatte, die den »Dreh raus« hatten, andere für sich arbeiten zu lassen. F.R. war seit seinem 22. Lebensjahr verheiratet. Seine Frau war zwei Jahre jünger als er. Der Hochzeit vorausgegangen waren vier Jahre Freundschaft. Beide hatten keine großen Erfahrungen zuvor mit anderen Partnern gehabt. Gefragt, ob es eine Liebesheirat war, antwortete er, dass seine Frau sein bester Kumpel sei. Sie hätten drei Kinder im Alter von 18, 14 und 12. Sie hätten absichtlich nicht sofort Kinder bekommen. Ihre Kinder seien wohlgeraten. Am Wochenende würde man viel zusammen unternehmen. Gerne ginge er in die Berge zum Wandern.

Seine Krise begann, als er sich in eine jüngere Kollegin in seinem Team verliebte. Sie war 31 und entsprechend seinen Vorstellungen ziemlich unkonventionell. Er hatte den Eindruck gewonnen, dass sie mit ihm flirtete. Ein paar Mal ging er mit ihr zum gemeinsamen Mittagessen und sie unterhielten sich gut. Seine Verliebtheit brachte ihn ziemlich durcheinander. Bei der Arbeit konnte er sich nicht mehr konzentrieren, war gereizt und machte ungewohnt viele Fehler. Er wurde von seinem Vorgesetzten zum Gespräch gebeten. Was ihn wirklich belastete, war, dass sein bisheriges Leben ihm plötzlich ziemlich fad vorkam. Seine Frau betrachtete er mit anderen Augen. Auch vertrug er keine Zärtlichkeit mehr von ihr, was er ihr mit seiner Arbeitsbelastung erklärte. Er setzte sich ernsthaft damit auseinander, ob er seine Familie verlassen solle. In seiner Fantasie stellte er sich ein neues Leben mit der anderen Frau vor. Vollends in die Krise kam er, als er der anderen Frau seine Liebe gestand, die das Ganze dann allerdings für ein Missverständnis hielt. Nein, sie möge ihn gern, aber das sei es dann auch.

Für F.R. war das in mehrfacher Hinsicht eine Katastrophe. Erst hatte er sich vor der jungen Kollegin blamiert. Wahrscheinlich hatten dann auch seine Kolleg/-innen gemerkt, dass da was »am Laufen« war. Auch ihnen gegenüber fühlte er sich bloßgestellt. Er reagierte recht autoritär und kritisierte seine Kolleg/-innen auch wegen Kleinigkeiten recht heftig. Zuhause war er wortkarg, stellte aber jede Veränderung in Abrede. Er stellte sein ganzes bisheriges Leben in Frage.

Von seinem Vorgesetzten wurde er zum Betriebsarzt geschickt; er habe sich verändert und ob wohl eine Krankheit dahinterstecke. Aber auch dort konnte er nicht sagen, was ihn so sehr beschäftigte, weswegen der Betriebsarzt ihn zu einem Psychiater schickte. Auch dort war er nicht besonders gesprächig, er habe wohl ein Burnout und brauche eine Auszeit. Entgegen dem Rat des Psychiaters ließ er sich von seinem Hausarzt eine Woche krankschreiben wegen Erschöpfung. Diese Woche verbrachte er untätig zuhause. Er stritt sich viel mit seiner Frau und beschwerte sich über seine Kinder.

Erst in den nachfolgenden Wochen gelang es ihm zu berichten, was ihn denn so intensiv beschäftigte. Dabei war es nicht nur die Tatsache, abgewiesen worden zu sein, sondern v. a., dass er sein bisheriges Leben hinterfragte. Wie habe er nur so viele Jahre ein so langweiliges Leben führen können! Er müsse nun ausbrechen und all diese Konventionen hinter sich lassen. Ganz genau wusste er allerdings nicht, was er alternativ tun solle.

Erst eine ganze Reihe weiterer Gespräche konnte die Situation für ihn klären. In der Tat war ihm klargeworden, dass er einen Zielpunkt für eine Lebensänderung verpasst hatte. Er war bequem geworden und trieb so allmählich auf seine Pensionierung hin. Diese Krise manifestierte sich in seiner Arbeit. Zum einen entschuldigte er sich bei seiner jungen Kollegin, dass er die Situation wohl falsch verstanden hatte. Sie klärten, ob sie denn weiter zusammenarbeiten könnten. Sie konnten und waren zukünftig eher Verbündete bei der Arbeit. Auch sprach er mit seiner Frau, die zunächst einmal gekränkt war, dass er sich in eine andere Frau verliebt hatte. Aber der Zusammenhalt der beiden war gefestigt. Für sich selbst hatte er beschlossen, dass er aus seinem bisherigen Trott ausbrechen müsse. Mit seiner Frau hatte er verabredet, dass er am Wochenende auch mal etwas allein unternehmen möchte. Die Kinder waren ob dieser Entwicklung recht froh, weil ihnen in der Zwischenzeit die gemeinsamen Aktivitäten am Wochenende recht lästig geworden waren. Nach vier Monaten wurden die therapeutischen Gespräche beendet.

Fall 4:

Der 32-jährige W.U. hatte Geschichte studiert und sich eine akademische Laufbahn an der Universität erhofft. Er hatte auch bald eine Assistentenstelle an einem Lehrstuhl und machte sich mit Elan an die Arbeit. Bald wurde er jedoch enttäuscht, wurde er doch mit Recherchearbeit überladen, was nun gar nicht seiner Vorstellung von akademischer Arbeit entsprach. Auch kam er nicht recht vorwärts mit der Formulierung seines Dissertationsthemas und fühlte überhaupt wenig Unterstützung seitens seines Professors. Nach zwei aus seiner Sicht vergeudeten Jahren entschloss er sich zu einem Karrierewechsel und ging zu einem Wirtschaftsberatungsunternehmen. Weil er nun nicht gerade viele von den Themen der Beratungsfirma verstand, wurde er – zusammen mit mehreren anderen Berufseinsteigern in das Beratungsgeschäft – in einen halbjährigen Trainingskurs gesteckt. Bald war er ernüchtert ob des Uniformierungsdruckes, dem er dort ausgesetzt war. Aber natürlich wollte er auch nicht gleich wieder aufgeben, insbesondere, weil sein Vater ihm hochbesorgt seine Sorge mitgeteilt hatte, dass wohl nie etwas Rechtes aus ihm werden würde. Auch in seinen persönlichen Beziehungen drohte er zum wiederholten Mal zu scheitern. Zwar fiel es ihm nicht schwer, Beziehungen zu beginnen, umso mehr sie aufrechtzuerhalten. Schnell war er sich unsicher, ob er die richtige Wahl getroffen habe. Und schon gar nicht konnte er sich auf den Wunsch seiner wechselnden Freundinnen einlassen, eine Familie zu gründen. Schließlich gab er entnervt in der Beratungsfirma auf, weil er sich den Intrigen in der Firma nicht gewachsen fühlte. Er meldete sich arbeitslos und wurde in der Folge depressiv, v.a. antriebslos, mit einer Neigung, relativ zügellos Alkohol zu konsumieren. Er kam in meine Praxis mit der selbst gestellten Diagnose eines Burnouts. Relativ schnell ließ sich mit ihm klären, dass seine depressive Verstimmung nicht in seinen Arbeitsbedingungen lag, sondern eher in seiner Persönlichkeitsstruktur. Es kostete ihn in den nachfolgenden Monaten reichlich Mühe, sich mit dieser Beurteilung auseinanderzusetzen. Auch fiel es ihm schwer, nicht ständig auf die »Umstände« zu rekurrieren, die ihm das Leben schwierig machen würden. Im weiteren Therapieverlauf wurde ihm klar, dass er sich doch in seinem bisherigen Leben immer an seinem erfolgreichen Vater orientiert habe. Er kam zu dem Schluss, dass er doch eher ein handwerklicher Typ sei, und machte ein Praktikum in einer Gärtnerei. Dort fand er schnelle Anerkennung, weil er proaktiv sich in die täglichen Geschäfte der Gärtnerei einbrachte. Eine junge Frau in der Gärtnerei gefiel ihm besonders, er war jedoch mehr als verblüfft, dass sie ihn abblitzen ließ mit der Begründung, dass er doch wohl ein Filou sei und man sich nicht auf ihn verlassen könne. Dies war eine ungewohnte Situation für ihn, sich jetzt unter Beweis stellen zu müssen. Er versuchte sich der Herausforderung zu stellen. Das Ergebnis der Therapie ist ungewiss, da er immer wieder von Selbstzweifeln gefangen war und in alte Verhaltensmuster zurückfiel.

Fall 5:

Der 52-jährige Mann V.R., verheiratet, zwei Kinder, hatte problemlos eine Banklehre absolviert und dann nach einigen Jahren in die Verwaltung eines mittelständischen Handwerkerbetriebs gewechselt. Relativ rasch stieg er auf vom Sachbearbeiter zum Abteilungsleiter der Buchhaltung. Mit seinem Leben war er zufrieden. Er hatte seine Jugendliebe geheiratet und schon nach wenigen Jahren war die Familie komplett mit zwei Kindern, einem Mädchen und einem Jungen. Seine und die Eltern seiner Frau lebten in der Nähe. Beide Eltern wurden regelmäßig besucht, wo man dann auch mit den jeweiligen Geschwistern zusammenkam. Er selbst würde sein Leben als gelungen bezeichnen, wenn auch das ganze Leben ein wenig absehbar war und wenig Überraschungen bot. Seine Schwierigkeiten begannen, als im Betrieb beschlossen wurde, viele Abläufe zu automatisieren und zu digitalisieren, um in einem immer kompetitiver gewordenen Umfeld langfristig bestehen zu können. Während er anfänglich dieses Ziel voll unterstützt hatte, hatte er im Verlauf der Umsetzung immer mehr Probleme damit. Was er sich zunächst nicht eingestehen wollte, war, dass er mit der Digitalisierung der Buchhaltung überfordert war. Er meldete sich beim Hausarzt an, der bei ihm eine leichte Hypertonie und Übergewicht diagnostizierte und ihn vor einem drohenden Diabetes und eventuell auch kardiologischen Problemen warnte. Eine entsprechende Diät wurde ohne großen Erfolg in die Wege geleitet. Erfolglos wurde ihm auch zu mehr Bewegung geraten. Zunächst wurde er zunehmend missmutiger und auch bei der Arbeit gereizter im Umgang mit seinen Mitarbeitern. Er wachte nachts gelegentlich mit Herzrasen auf und wurde dann auch bald von Ängsten geplagt, er könne einen Herzinfarkt erleiden. Sein Hausarzt schrieb ihn daraufhin mit einem Burnout krank. Zuhause ging er seiner Frau auf die Nerven, die ihn jetzt von einer ihr unbekannten Seite kennenlernte, nämlich dass er streitsüchtig und rechthaberisch war. Nach vier Woche ging er zurück zur Arbeit, ohne dass sich etwas wesentlich geändert hätte. In meine Praxis kam der Patient mit der von ihm zusammen mit seinem Hausarzt gestellten Diagnose »Burnout«. Schnell wurde klar, dass der chronische Stress am Arbeitsplatz nur einen Teil seiner Belastung darstellte. Die wöchentliche Psychotherapie ließ bald erkennen, dass er sich erstmals in seinem Leben überfordert fühlte. Sein Leben lang hatte er sich keinen großen Herausforderungen gestellt, weder privat noch beruflich. Im Gegenteil blieb er immer »unter seinen Möglichkeiten«. Erstmals war er gefordert, auch sich mit seinem Selbstbild auseinanderzusetzen. Natürlich waren damit ungewohnte Selbstzweifel verbunden und daraus resultierend auch die Sorge, beruflich nicht mehr zu genügen und ggfs. entlassen zu werden. Auch machte er sich Sorgen, ob er die Ausbildung bzw. das Studium seiner Kinder noch weiter finanzieren könne. Seine Position als Familienoberhaupt schien gefährdet zu sein. Sein Zustandsbild rechtfertigte jetzt die Diagnose einer leichten bis mittelschweren Depression. Auf eine antidepressive Behandlung wurde vorerst verzichtet. Da er über Gedächtnisstörungen klagte, wurde eine neuropsychologische Untersuchung ohne Ergebnis durchgeführt. Nach vier Monaten Psychotherapie entschied er sich zu einem Gespräch mit seinem Chef. Sie entschieden sich, ihm einen Assistenten zu Seite zu stellen, der die Digitalisierung der Buchhaltung übernehmen und langfristig in seine Position hineinwachsen sollte. Dieses Reglement erlaubte es ihm, sein Selbstbild aufrechtzuerhalten und sich mit einer Frühpensionierung auseinanderzusetzen, die es ihm erlauben würde, einen Traum zu realisieren, nämlich zukünftig in einem mediterranen Land seinen Lebensabend zu verbringen.

Fall 6:

Die 45-jährige Frau M.B., Anwältin, verheiratet und Mutter von zwei Kindern, war immer sehr leistungsorientiert und erfolgreich. Ihre große Zielorientiertheit ist ihre berufliche Stärke. Auch privat ist sie sehr ambitioniert und macht viel Sport, läuft Marathon. Mit Ende 30 wurde sie Mutter von zwei Kindern, die nur knapp anderthalb Jahre auseinanderliegen. Nach der Elternzeit stieg sie wieder in den Beruf ein und meisterte die ersten Jahre in der Doppelbelastung mit Unterstützung durch externe Kinderbetreuung sehr diszipliniert. Vom Ehemann erwartete sie wenig Unterstützung, er war oft auf Dienstreisen und hatte noch ein politisches Ehrenamt, welches er abends ausübte. Während die ältere Tochter sehr »unkompliziert« war, erlebte sie beim jüngeren Sohn mit der Zeit häufige Wutanfälle. Auch im Kindergarten wurde berichtet, dass er sehr impulsiv sei und die Gemeinschaft störe. In einem Elterngespräch, bei dem nur sie anwesend war, da der Vater sich über längere Zeit auf einer Dienstreise befand, wurde ihr empfohlen, mit der Einschulung des vom Alter her eigentlich schulpflichtigen Sohnes noch zu warten. Frau B. fand daraufhin eine Privatschule, die den Sohn trotzdem aufnahm, und organisierte Förderlehrunterricht und eine psychologische Abklärung, die den Verdacht auf ein ADHS bei ihrem Sohn ergab. Während sie sich in ihrem Beruf weiter sehr erfolgreich entwickelte, fiel ihr die Zeit zu Hause immer schwerer. Wenn sie sich ihre persönliche Situation eingestand, merkte sie, dass sie immer froh war, das Haus zu verlassen. Sie nahm immer mehr an Gewicht ab, war, v.a. im häuslichen Umfeld, angespannt und erschöpft. Sie empfand es als ungerecht, dass ihr Mann wenig Verantwortung in der Erziehung übernahm, und es kam zu häufigen verbal gereizten Äußerungen zwischen den Eheleuten. Als klar wurde, dass der Sohn aufgrund seiner mangelnden Leistungen und des Sozialverhaltens die Privatschule verlassen sollte, dekompensierte Frau B. Sie hatte mehrmals Herzrasen und schwere Ängste und wurde notfallmäßig in einer Klinik untersucht, es fand sich jedoch keine somatische Ursache. Der Hausarzt der Familie empfahl Frau B. eine stationäre Behandlung. Der Ehemann nahm unbezahlten Urlaub und kümmerte sich erstmals für mehrere Wochen allein um die Kinder. In der Therapie wurden eigene Leistungsansprüche aber auch die unerfüllten Ansprüche an die Kinder, v.a. den Sohn, thematisiert. Die Patientin profitierte sehr von der Zeit, in der sie die Verantwortung abgeben konnte. Sie hatte Freude an Sport- und Bewegungsangeboten, ohne Höchstleistungen zu erzielen. In therapeutischen Paargesprächen konnte sie den Wunsch an ihren Mann an gemeinsamer Verantwortung für das Familienleben formulieren. Gefördert wurde auch »quality time« mit den Kindern – ohne Schul- und Leistungsbezug.

2.1 Diagnostische Grundlagen

Wie bereits gesagt, ist es im Bereich der psychischen Erkrankungen nicht ganz einfach, zwischen »gesund« und »krank« zu unterscheiden. Neben fachspezifischen Überlegungen spielen auch soziokulturelle Rahmenbedingungen eine Rolle. So ähneln sich bestimmte Krankheitsbilder weltweit, weisen aber in der Symptomausprägung auch beträchtliche Unterschiede auf. Wir wissen zum Beispiel, dass in südeuropäischen Ländern Depressionen viel häufiger »somatisiert« werden, d.h. ihren Ausdruck in körperlichen Symptomen finden.

Oder wir finden Geschlechtsunterschiede in der Präsentation von Krankheitsbildern. So sind Frauen viel bereitwilliger, über ihre Probleme zu sprechen als Männer, weswegen für einzelne Krankheitsbilder, z. B. die Somatisierungsstörung, Frauen mehr Symptome aufweisen müssen als Männer, um die diagnostische Schwelle zu überschreiten.

Somit ist die Abgrenzung von »gesund« und »krank« nicht ganz einfach, da es keine natürlichen Gesetzmäßigkeiten gibt, die gewissermaßen im Labor die Grenzen zwischen den beiden Zuständen festlegen. Die »krankhaften« Abweichungen beginnen dort, wo die Gesellschaft die Grenze zwischen normal und krank zieht.

Abweichungen von dem, was als normal empfunden wird, können das Denken, Fühlen und Handeln betreffen. Abweichendes Denken, Fühlen und Handeln führt in der Regel zu Funktionsstörungen, d.h., dass die Betroffenen ihre sozialen Rollen im Beruf, der Familie oder allgemein in der Gesellschaft nicht mehr adäquat erfüllen können. Grenzziehungen sind allein schon deshalb schwer, weil in komplexen Gesellschaften nicht alle Rollen gleich gewichtet werden. So können z. B. bestimmte Charakterzüge einmal von Vorteil, ein anderes Mal von Nachteil sein. Beispielsweise ist Dissozialität in der Regel mit einem erhöhten Kriminalitätsrisiko verbunden, ein anderes Mal von Vorteil, z. B. in der Wirtschaft, wenn bestimmte Sparpläne durchgesetzt werden müssen, ohne darauf Rücksicht zu nehmen, was das für die betroffenen Mitarbeitenden und deren Familien unter Umständen bedeuten kann. Umgekehrt gilt, dass in sozialen Berufen Empfindsamkeit im Umgang mit anderen Menschen als Vorteil betrachtet wird, während die gleiche Empfindsamkeit sich in Führungsfunktionen als Entscheidungsunfähigkeit bemerkbar machen kann. Ähnliches gilt auch für hochfunktionale Autisten. Während ihre bekannten Schwierigkeiten in der sozialen Kommunikation häufig Hindernisse im normalen Arbeitsleben sind, gibt es bestimmte, sehr sachbezogene Berufsrollen, wo ihre Fähigkeiten, zu fokussieren und Emotionen beiseitezulassen, ganz hilfreich sein können. So hat sich SAP vor mehreren Jahren verpflichtet, mehrere hundert hochfunktionale Autisten für die Programmierarbeit einzustellen. Dies hat SAP nicht aus einer besonderen sozialen Verpflichtung heraus angekündigt, sondern zu ihrem eigenen Nutzen.

Psychische Gesundheit wird sich deshalb in der Praxis an einer gewissen Ausgewogenheit diverser Charaktereigenschaften festmachen lassen. Psychisch gesunde Personen sind gekennzeichnet durch eine Balance ihrer Wahrnehmung, ihres Denkens, Fühlens und Handelns. Alles zusammengenommen, ermöglicht diese

Kombination von Eigenschaften einen relativ ungestörten und komplikationslosen Lebensvollzug.

2.2 Psychische Störungen in verschiedenen Lebensphasen

Das Risiko, an verschieden psychischen Störungen zu erkranken, ist ungleich über die Lebensspanne verteilt. Die Art, wie ein Mensch denkt, fühlt und handelt, ist Teil eines lebenslangen Entwicklungsprozesses. Wir empfinden uns immer als eine Einheit mit 25, 50 oder 75 Jahren, auch wenn wir uns über diese Zeitspanne in vielen Hinsichten geändert haben. Dieser Prozess wird sowohl von biologischen, psychologischen und sozialen Faktoren beeinflusst.

Die neuronalen Netzwerkstrukturen sind lebenslang in Entwicklung und Umbau begriffen. So spielen z. B. frühkindlich erworbene Dysfunktionen der Glukokortikoidrezeptoren eine ursächliche Rolle für eine erhöhte Stressanfälligkeit im Erwachsenenalter. Diese steigert das Risiko für bestimmte psychische Störungen wie z. B. Depressionen oder Angsterkrankungen. Psychologisch betrachtet spielt natürlich auch die subjektiv empfundene reduzierte Leistungsfähigkeit eine wichtige Rolle, während die objektiv reduzierte Leistungsfähigkeit ein Karrierehindernis darstellt.

Alle Lebensabschnitte bergen sowohl Entwicklungschancen wie -risiken. Die Identitätsbildung und die Entwicklung sozialer Kompetenzen, wie auch der ethischen Normen, finden in der Kindheit und Jugend statt. Das frühe Erwachsenenalter ist gekennzeichnet durch die Loslösung vom Elternhaus und die ersten Schritte der beruflichen Einwicklung. Auch werden in diesem Altersabschnitt erste stabile Intimbeziehungen eingegangen. Familiengründung wie Elternschaft können spezifische Belastungssituationen darstellen oder auch Stabilitätsfaktoren sein. Das junge Erwachsenenalter ist eine Phase, in der nicht sicher ist, wo das Leben hingeht und ob es gelingen wird. Das mittlere Alter ist eine Phase der intensiven beruflichen Entwicklung, während im sechsten und siebten Lebensjahrzehnt die Auseinandersetzung mit dem Älterwerden beginnt. In allen Phasen des Lebens spielen eine gewisse biologische Robustheit, eine psychologische Ausgewogenheit und spezielle Lebensumstände eine Rolle dabei, ob das Leben gelingt und zufriedenstellend gelebt werden kann.

Im Kontext von Arbeit bzw. Arbeitsrisiken und Burnout tragen all diese Lebensphasen und Lebensübergänge zu einem Gelingen oder zum Scheitern beruflicher Entwicklungen bei. In der Kindheit und Jugend erworbene Denk-, Gefühls- und Handlungsmuster können förderlich oder hinderlich beim Berufseinstieg sein. Unterstützende Eltern wirken positiv, wobei die Grenzen zu verwöhnenden Eltern, die einem nie etwas abfordern, fließend sind. Man muss im Berufsleben eine gewisse Frustrationstoleranz erworben haben, um zu bestehen. Man sollte auch in der Jugend gelernt haben, einen Spannungsbogen aufrechtzuerhalten, also in der Lage sein, längerfristige Perspektiven beizubehalten und nicht der unmittelbaren Bedürfnisbefriedigung nachzugeben. Gerne kann man sich dazu auf YouTube den sogenannten Marshmallow-Test ansehen. Dabei handelte sich um ein psychologisches Experiment aus den 60er-Jahren zur Erforschung der Fähigkeit zum Belohnungsaufschub bei Kindern. Den beteiligten Kindern wurde ein Marshmallow gegeben und der Leiter des Experiments kündigte den Kindern an, dass er nach circa 15 Minuten zurückkehren werde und wenn sie bis dann den Marshmallow noch nicht verspeist hätten, sie zur Belohnung einen zweiten Marshmallow erhalten würde. Die Nöte der Kinder, auf den Marshmallow zu verzichten, um ein höheres Ziel zu erreichen, sind in dem Film dargestellt. Später erwies sich, dass die Fähigkeit der Kinder, zu verzichten, gut korrelierte mit ihrem späteren akademischen Erfolg. Der Test, dessen wissenschaftlicher Wert in der Folge hinterfragt wurde, zeigt trotzdem deutlich, wie relevant Selbstkontrolle, Selbstmotivation und Disziplin für beruflichen Erfolg sind.

Während »erlernte Hilflosigkeit« ein zentraler Faktor für die Entwicklung depressiver Verhaltensmuster ist, ist »Selbstwirksamkeitserleben« das »Zauberwort«, das Menschen stark macht, auch widrige Umstände und Herausforderungen gut zu meistern. Gemeint ist damit die Überzeugung und die Kompetenz, neue und schwierige Anforderungen bewusst bewältigen zu können. Dazu kann auch gehören, eigene Grenzen anzuerkennen – und bei Bedarf geeignete Unterstützung zu holen. Selbstwirksamkeit gehört zu einer der wichtigsten Lebenskompetenzen und entsteht v. a. durch Erfahrungen. Eltern und Pädagogen, die Vertrauen in die Fähigkeiten eines Kindes zeigen, nicht jedes Problem für dieses lösen und auch keine abwertenden pauschalisierenden Urteile über dessen Schwächen abgeben, geben mit dieser Haltung und dem entsprechenden Verhalten im Alltag ihrem Kind eine Schlüsselqualifikation für das spätere Leben mit.

Zu frühe Bindung an einen Partner und zu frühe Elternschaft und die damit verbundene Verantwortung lassen häufig wenig Entwicklungsspielräume für die eigene Person und berufliche Experimente im jungen Erwachsenenalter zu. Andererseits sind stabile familiäre Verhältnisse in der Regel gute Voraussetzungen für berufliche Entwicklungen. Es braucht also dann auch einen unterstützenden und zugewandten Partner, der berufliche Belastungen bereitwillig mitträgt. Das gilt heute für beide Geschlechter. Frauen ist heutzutage immer zugeraten, eine eigene berufliche Identität und Karriere zu entwickeln. Das bedeutet, dass jeweils ein Partner auch mal in seiner beruflichen Karriere zurücktreten muss, um dem anderen mehr Spielraum zu geben. Wir wissen inzwischen, dass bei einem Menschen, der in der Kindheit unter schwierigen Lebensbedingungen wie Vernachlässigung, Misshandlung oder Missbrauch gelitten hat, ein unterstützender Partner/eine unterstützende Partnerin viel kompensieren kann. Leider suchen sich Menschen mit instabilen und traumatisierenden Lebensereignissen in der Kindheit aber nicht selten im Erwachsenenalter Partner resp. Partnerinnen, die selber auch instabil und häufig auch wieder verletzend sind.

Burnout kann in allen Lebensphasen auftreten, aber besonders oft sind davon Menschen in der »Rushhour« ihres Lebens betroffen. Gemeint ist dabei die Zeit nach dem Abschluss der Berufsausübung bis zur »Lebensmitte«. Das ist jener Lebensabschnitt, in dem Menschen viel Zeit und Engagement investieren in ihre berufliche Karriere, oft verbunden mit Fortbildungen und erhöhter Mobilität. Dazu kommt bei vielen das Thema Familiengründung mit entsprechender »Care-Arbeit« und oft auch finanzielle Verpflichtungen, wie die Investition in den Kauf eines Hauses oder einer Wohnung. Zeitliche Verdichtung und ein höheres Maß an Verantwortung kennzeichnen diese Lebensperiode.

Im mittleren Alter gilt es dann, die beruflichen Enttäuschungen zu bewältigen. Oft wird klar, dass die hochgesteckten beruflichen Erwartungen sich nicht erfüllt haben, der Partner einem fremd geworden und die Kinder auf dem Sprung aus dem Haus sind. Schließlich stellt sich zum Ausklang der Berufskarriere häufiger das Gefühl ein, nicht mehr mithalten zu können oder mithalten zu wollen. Auch ist die körperliche und gelegentlich die geistige Leistungsfähigkeit im Abnehmen begriffen. Die Sehnsucht nach einem »Neustart« nimmt zu und wird nicht selten auch umgesetzt.

Zwischen 50 und 65 findet dann für viele eine Phase der Umorientierung statt. Private Interessen treten gegebenenfalls mehr in den Vordergrund. Konflikte am Arbeitsplatz können sich intensivieren. Jüngere Kollegen drängen nach. Die Autorität des Älteren wird nicht mehr so einfach akzeptiert. Konflikte können sich auch mit der übergeordneten Geschäftsebene ergeben. Man hat doch schon immer gewarnt, aber es wurde nicht auf einen gehört. Der Frust wird oben als Nörgelei und Besserwisserei empfunden. Wenn es darum geht, die »Kostenstruktur« zu überdenken, stehen unbequeme ältere Arbeitnehmer gerne einmal im Fokus.

Nicht nur soziale, auch biologische Faktoren haben einen Einfluss auf den Menschen in seinen Lebensphasen. In der Mitte des Lebens werden sich viele bewusst, dass sie nicht mehr vergleichbar viel Energie haben wie früher, Herausforderungen wie häufige Geschäftsreisen oder sehr lange Arbeitstage werden mühsamer. Während der notwendige Schutz von Schwangerschaft und Mutterschaft in Bezug auf die Arbeit zunehmend mehr gewürdigt wird und es entsprechende Konzepte dafür gibt, die die Vereinbarkeit von Beruf und Familie in dieser sensiblen Phase erleichtern sollen, werden die hormonellen Schwankungen um die Menopause herum kaum beachtet. Vor allem Schlafstörungen und emotionale Irritierbarkeit können für viele Frauen sehr belastend sein. Nicht ohne Grund gibt es im Zusammenhang mit dem Schwinden des Östrogenschutzes einen Gipfel an psychischen Neuerkrankungen oder Rezidiven. Häufig sind sich die Betroffenen gar nicht bewusst, dass ihr Hormonhaushalt daran mitbeteiligt ist. Als Arzt/Ärztin erscheint es sinnvoll, hier nachzufragen, Aufklärungsarbeit zu leisten und in Zusammenarbeit mit der Gynäkologie zu intervenieren. Aber auch für Männer sind ab der sechsten Lebensdekade körperliche Umstellungen zu bewältigen. Die sexuelle Leistungsfähigkeit lässt nach, der zunehmende Testosteronabfall wirkt sich auf zahlreichen Ebenen aus. Ob es die »männliche« Depression in diesem Altersabschnitt wirklich gibt, ist umstritten, aber sicherlich machen die körperlichen Umstellungen vielen Männern im Berufsleben Schwierigkeiten.

Oder die diversen Lebensabschnitte gelingen bestens. Man ist familiär gut eingebunden, wird getragen und unterstützt durch das soziale Umfeld und erlebt zufriedenstellende berufliche Entwicklungen. Es ist also dann dieses Wechselspiel der bio-psycho-sozialen Entwicklung auf der Lebensachse mit den jeweils spezifischen

Herausforderungen, die erfolgreich bewältigt werden und einen psychisch gesund bleiben lassen oder zu einem Problem werden und gegebenenfalls zu verschiedenartigen psychischen Störungen führen.

2.2.1 Der diagnostische Prozess

Der diagnostische Prozess ist in der Regel ein Teil der ärztlichen »Behandlungskunst«, weil die Diagnostik die Grundlage für die Prognose und die Therapie ist.

Die Diagnostik beginnt in der Regel mit der Selbstschilderung eines Patienten/einer Patientin der von ihm/ihr selbst wahrgenommenen Beschwerden und der damit verbundenen Einschränkungen. Vorsichtig wird ein Arzt/eine Ärztin sich dann anhand dieser Schilderung weitertasten, versuchen zu präzisieren und klärende Nachfragen zu stellen. Im Kontext von Burnout ist dies auch noch mal von besonderem Interesse, weil Burnout – wie bereits ausgeführt – keiner in den üblichen Klassifikationssystemen zuordenbaren diagnostischen Hauptkategorie entspricht. »Burnout« ist aber eine der am häufigsten genannten Selbstdiagnosen von Patientinnen und Patienten.

In der Hektik der ärztlichen Praxis bleibt oftmals nicht der Raum für die »Selbsterklärung« der Patientinnen und Patienten. Was bei den Ärztinnen und Ärzten häufig ankommt, ist die subjektiv empfundene Belastung der betroffenen Personen, ohne dass es zu einem wirklichen diagnostischen Prozess auf ärztlicher Seite kommt. Die Wahrnehmung von Ärztinnen und Ärzten ihrer Patientinnen und Patienten ist häufig bereits vorgebahnt durch die längere Kenntnis der Krankengeschichte. Bei einem offensichtlichen Zeitmangel, der in vielen Arztpraxen vorherrscht, sollte gegebenenfalls die Ärztin/der Arzt dem Patienten/der Patientin eine knappe Zusammenfassung der bisherigen Befunde geben; dies natürlich nur, wenn zwischen dem letzten Besuch und dem neuerlichen Arztbesuch eine größere Zeitspanne vergangen ist. Hier liegt eigentlich die Stärke des hausärztlichen Gespräches insofern, als die Ärztinnen und Ärzte über längere Zeiträume mit der Entwicklung der Krankengeschichte ihrer Patientinnen und Patienten vertraut sind. Die subjektiven Erlebnisse der betroffenen Patientinnen und Patienten werden dann in einen größeren Kontext gestellt und nicht unmittelbar, wie dies häufiger bei Spezialist/-innen passieren kann, pathologisiert.

Auch wenn es Nicht-Psychiater/-innen unter den Ärztinnen und Ärzten häufig so erscheinen mag, dass der psychische Befund ein unstrukturiertes Konglomerat von Eindrücken ist, die hier eine Ärztin/ein Arzt während eines Gespräches sammelt, muss festgehalten werden, dass auch der psychopathologische Befund in der Psychiatrie einem strengen Regelablauf folgt. Ohne dies explizit zu erfragen, wird die Ärztin/der Arzt zunächst die Aufmerksamkeit auf die Aufmerksamkeits- und Gedächtnisfunktionen richten. Wie konzentriert kann die betroffene Person arbeiten, ist sie in der Lage, einen längeren Text zu lesen und zu verstehen, hat die Patientin/der Patient Schwierigkeiten, Handlungsplanungen zu vollziehen, was unter die sogenannten exekutiven Funktionen fällt? Auch Orientierungsstörungen mögen gelegentlich im Zusammenhang mit Burnout von Interesse sein, sofern die Patientin/der Patient schon älter ist und von Gedächtnisschwierigkeiten am Arbeitsplatz berichtet. Allerdings finden sich bei »überlasteten« Personen auch häufiger zeitliche Orientierungsstörungen, ohne dass dies ein pathologischer Befund wäre. Aber bei älteren Arbeitnehmenden sollten Gedächtnisstörungen immer zu weiteren Abklärungen motivieren.

Wichtig ist es, auf die sogenannten formalen Denkstörungen zu achten; ist das Denken beschleunigt oder verlangsamt, umständlich, gehemmt, zäh? Wiederholt sich die betroffene Person ständig, kreist immer um das gleiche Thema, d. h., grübelt sie? Oder springt sie von einem zum nächsten Gedanken? Für die Nicht-Fachperson ist das schwer zu unterscheiden. Gleichwohl stellt sich doch schnell das Gefühl ein, dass der Denkvorgang irgendwie verändert ist.

Leicht ausgeprägte Wahnvorstellungen oder ein ausgeprägtes Misstrauen, das durch die Umstände nicht wirklich gerechtfertigt ist, können die Arbeitstätigkeit sehr beeinträchtigen. Der paranoide Selbstbezug, das heißt, immer etwas hinter den Handlungen anderer Kolleginnen und Kollegen zu vermuten, hineinzuinterpretieren, dass es einen Zusammenhang mit einem selbst habe, erschwert die Arbeitssituation häufig extrem und erschöpft die Betroffenen. Es ist dem Ratgebenden empfohlen, den Ausführungen der betroffenen Person nicht einfach uneingeschränkt zu folgen. Neben der selbst gestellten Diagnose »Burnout« folgt als zweite »Selbstdiagnose« sehr häufig, gemobbt zu werden. Aus der Eigenperspektive sieht es natürlich häufig so aus, dass die Kollegen nicht sehr nett sind, wenn nicht gar feindlich gesinnt. Häufig hat dies aber eine Vorgeschichte, zum Beispiel, dass die Betroffenen ständig recht haben wollen, die Kollegen belehren und kritisieren – alles natürlich aus ihrer Sicht vollständig zu Recht.

Störungen der Affektivität sind wohl die prominentesten Symptome, auch im Zusammenhang von Burnout. Lustlosigkeit, Antriebslosigkeit, Freudlosigkeit, Depressivität in unterschiedlicher Ausprägung sind häufig vorhanden. Viele weniger ausgeprägte depressive Symptome fallen den Kolleginnen und Kollegen im Berufsalltag nur wenig auf, weil sich die Betroffenen passiv zurückziehen. Viele Betroffene nehmen die depressiven Symptome als Störung der Vitalgefühle wahr, d. h., sie beklagen, keinen Schwung mehr zu haben, sie fühlen sich kraftlos und schlapp bzw. müde.

Immer sollte auch nach Appetenzstörungen gefragt werden: Hat die betroffene Person weniger oder mehr Appetit? Hierher gehört auch die Frage nach einer reduzierten Sexualität.

Weiter sollte auch nach gewissen zirkadianen Besonderheiten gefragt werden, z. B. übergroßer Müdigkeit während des Tages oder auch Schlafstörungen. Gerade Schlafstörungen sind häufig die ersten Anzeichen einer depressiven Verstimmung. Handelt es ich eher um Einschlafstörungen, Durchschlafstörungen oder frühmorgendliches Erwachen, Verkürzung der Gesamtschlafdauer? Vice versa sollte auch erfragt werden, ob übermäßig viel Zeit im Bett verbracht wird, das Zubettgehen gegenüber früher deutlich vorgezogen wird, das Aufstehen schwerfällt, oder tagsüber auch kleinere Schlafpausen, sog. Naps, benötigt werden.

Welche körperlichen Störungen gibt es: Übelkeit, Erbrechen, Herzklopfen, Herzdruck, Schwitzen, Akkommodationsstörungen, Kopfdruck, Rückenbeschwerden oder bei Frauen Menstruationsbeschwerden?

Andere Problembereiche sind auch immer zu eruieren: Zieht sich die betroffene Person sozial zurück, auch im familiären Rahmen? Ist sie vermehrt aggressiv? Kreisen die Gedanken um Suizidalität? Gibt es Formen der Selbstbeschädigung? Hat die betroffene Person ein mangelndes oder starkes Krankheitsgefühl?

Auch hier gilt wieder, dass eine ganz einfache Festlegung zwischen gestörten und normalen Grundfunktionen nicht möglich ist. Für Nicht-Psychiater/-innen ist in diesem Zusammenhang vor allen Dingen wichtig, ob die Abweichungen von »normalen« Grundfunktionen mit Funktionsbeeinträchtigung bei der Erfüllung der Alltagsrollen einhergehen. Auch im Zusammenhang mit Burnout stellt sich dann vor allen Dingen die Frage, ob der normale Arbeitsvollzug bei den Betroffenen gestört ist.

Wie immer gilt es, differenzialdiagnostische Überlegungen anzustellen, weswegen bestimmte Laboruntersuchungen wie neuroendokrinologische oder immunologische Untersuchungen in Betracht gezogen werden sollten. Dies gilt auch im Hinblick auf bildgebende Verfahren (in der Regel ein zerebrales MRI), die untersuchen, ob ein Verdacht auf Hirnfunktionsstörungen bestehen.

Für den Hausarzt/die Hausärztin ergibt sich der Vorteil, dass er/sie die betroffene Person in der Regel schon länger kennt: »Er (oder sie) war schon immer so, kenne ich gar nicht anders.« Es geht also meistens um die Abweichung. Aber der Hausarzt/die Hausärztin sollte sich nicht ausschließlich auf sein/ihr Expertenwissen als Körpermediziner/-in verlassen, sondern zu einer umfassenden Einschätzung kommen. Wenn er/sie nicht sehr gut mit der Psychopathologie vertraut ist, sollte sich der Hausarzt/die Hausärztin auch um ein psychiatrisches Konsil bemühen. Davor scheuen die Ärzte und Ärztinnen wie auch die Betroffenen zurück, weil sie Angst vor Stigmatisierung haben, davor, als »Psycho« eingeordnet zu werden. Man sollte sich bewusst sein, dass man mit einer solchen Haltung der Stigmatisierung eher Vorschub leistet. Die meisten Betroffenen finden im Nachhinein ein psychiatrisches Gespräch in der Regel eher hilfreich und nützlich.

2.2.2 Diagnostische Einordnung

Es kann nicht Zweck dieses Buches sein, eine Einführung in die psychiatrische Klassifikation zu geben. Gleichwohl soll entlang der ICD-Klassifikation ein kurzer Überblick gegeben werden, sofern er von Relevanz sein kann für die Diagnose eines Burnouts.

Organische psychische Störungen (ICD-F0) stehen bei der Differenzialdiagnose eines Burnouts sicher nicht im Vordergrund. Gleichwohl sollten bei älteren Arbeitnehmenden, die ein Zustandsbild, das einem Burnout-Syndrom entspricht, präsentieren, auch organische Krankheitsentwicklungen in Betracht gezogen werden. Beginnende demenzielle Prozesse mit nachlassenden geistigen Fähigkeiten können durchaus Betroffene rasch in eine Überforderungssituation bei der Arbeit bringen. Mit der Abnahme des Gedächtnisses und anderer kognitiver Fähigkeiten kommt es bei beginnenden demenziellen Prozessen häufig auch zu einer Verminderung der Urteilsfähigkeit. Nicht selten zeigt sich auch eine emotionale Labilität, Reizbarkeit und Störung des Sozialverhaltens.

Ebenfalls im Auge behalten sollte man organisch bedingte Persönlichkeits- und Verhaltensstörungen, z. B. nach einer Meningoenzephalitis. Auch hier kann das Störungsbild relativ unauffällig sein und vor allem im subjektiven Erleben der betroffenen Person liegen. Neu in Betracht zu ziehen sind Long COVID und deren Folgen auf der psychiatrischen Ebene. Antriebsstörungen, Störungen, sich zu konzentrieren, die Aufmerksamkeit aufrechtzuerhalten, mögen langanhaltende Folgen diverser hirnschädigender Erkrankungen sein. Auch können sich gelegentlich die Symptome in einer argwöhnischen Grundhaltung äußern, was Arbeitskonflikte gewissermaßen den Weg bahnt.

2.2.3 Psychische und Verhaltensstörungen durch psychotrope Substanzen

Störungen des Arbeitsverhaltens werden häufig auch durch Missbrauch diverser psychotroper Substanzen verursacht werden. Die am häufigsten benutzte Substanz ist natürlich in unserem Kulturkreis der Alkohol. Auch für die Alkoholabhängigkeit gilt, dass die Abhängigkeit in den ausgeprägten Varianten auch für Laien deutlich erkennbar ist. Gleichwohl gibt es sehr viele Missbrauchsformen, die selbst nicht einmal in der unmittelbaren Umgebung wirklich wahrgenommen werden. Was die Alkoholabhängigkeit oder der Alkoholmissbrauch betrifft, ist dies häufig eine Abwärtsspirale, bestehend aus bestimmten Persönlichkeitsmerkmalen (z. B. sozialen Ängsten) und Überforderungssituationen im Beruf oder auch im Privatleben. Alkohol kann stark angstlösend sein und erleichtert soziale Kontakte. Unglücklicherweise – und dies gehört zur Definition der Sucht – benötigt die betroffene Person immer mehr vom Gleichen, um den gewünschten Effekt erzielen zu können. Mit dem vermehrten Konsum steigen natürlich auch die Nebenwirkungen und die bekannten möglichen Begleiterkrankungen von unterschiedlichem Alkoholkonsum.

2.2.4 Persönlichkeitsstörungen

Persönlichkeitsstörungen sind meist länger anhaltende, individuelle und starre Verhaltensmuster. Alle Bereiche des Denkens, Fühlens und der Wahrnehmung sind betroffen. Sie drücken aus, wie eine Person sich selbst wahrnimmt und sich zu anderen Menschen ihrer sozialen Umwelt positioniert. Ihre Interaktionen mit anderen Menschen sind häufig konfliktreich und beeinträchtigen oft ihr psychosoziales Funktionsniveau. Persönlichkeitsstörungen finden sich relativ häufig, nämlich bei circa 10 % der Allgemeinbevölkerung (Samuels, 2011).

In der ICD-10 wurden Persönlichkeitsstörungen als überdauernde Charakteristika einer Person gewertet, während die ICD-11 diesbezüglich sehr viel flexibler sein wird (Jeung-Maarse & Herpertz, 2020). Die spezifischen Persönlichkeitsstörungen der ICD-10 werden aufgegeben und neu wird zwischen drei Schweregraden und fünf prominenten Persönlichkeitsmerkmale (negative Affektivität, Dissozialität, Enthemmung, Zwanghaftigkeit und Distanziertheit) differenziert werden.

2 Burnout – was ist das?

Aus didaktischen Gründen werden wir hier noch auf die spezifischen Persönlichkeitsstörungen der ICD-10 Rückgriff nehmen, weil sie zeigen, wie bestimmte Persönlichkeitszüge signifikant auf die Arbeit insgesamt, den jeweiligen Arbeitsstil und die Interaktionen mit anderen Menschen am Arbeitsplatz Einfluss nehmen können. Auch die Ergebnisse einer eigenen epidemiologischen Langzeitstudie weisen darauf hin, dass es eine komplexe Interaktion von dysfunktionaler, maladaptiver Persönlichkeit und Burnout gibt (Rössler et al., 2013).

Wenn Sie also mit der Diagnose »Burnout« konfrontiert sind, lohnt es sich zu überlegen, wie bestimmte Persönlichkeitszüge auf das Burnout Einfluss genommen haben:

Paranoide Persönlichkeitsstörung

Charakteristisch für eine paranoide Persönlichkeitsstörung ist eine übertriebene Empfindlichkeit gegenüber Zurückweisung, das Nachtragen von Kränkungen sowie Misstrauen und eine Neigung, Erlebtes zu verdrehen, indem neutrale oder freundliche Handlungen anderer als feindlich oder verächtlich missdeutet werden. Dazu gesellt sich auch Streitsucht und ein beharrliches Bestehen auf eigenen Rechten. Diese Personen zeigen häufig überhöhtes Selbstwertgefühl und/oder übertriebene Selbstbezogenheit.

Schizoide Persönlichkeitsstörung

Typisch für die schizoide Persönlichkeitsstörung ist ein Rückzug von affektiven, sozialen und anderen Kontakten mit übermäßiger Vorliebe für Phantasie, einzelgängerisches Verhalten und in sich gekehrte Zurückhaltung. Das Vermögen, Gefühle auszudrücken und Freude zu erleben, ist reduziert.

Dissoziale Persönlichkeitsstörung

Bei der dissozialen Persönlichkeitsstörung werden soziale Verpflichtungen missachtet. Typisch ist ein herzloses Unbeteiligtsein an den Gefühlen anderer Menschen. Das eigene Verhalten weicht deutlich ab von herrschenden sozialen Normen. Trotz nachteiliger Erlebnisse, einschließlich Bestrafung, ändern sich die Betroffenen nicht. Bei einer geringen Frustrationstoleranz kommt es häufig zu aggressivem und gewalttätigem Verhalten. Die Patient/-innen neigen dazu, andere zu beschuldigen, oder sie bieten vordergründige Rationalisierungen für ihr Verhalten an.

Emotional instabile Persönlichkeitsstörung

Emotional Instabile agieren ihre Impulse ohne Berücksichtigung von Konsequenzen aus. Ihre Stimmung ist oft wenig vorhersagbar und schwankend. Es lassen sich emotionale Ausbrüche und eine mangelnde Kontrolle, in der Steuerung von impulsivem Verhalten beobachten. Es kommt zu Streit oder Konflikten, insbesondere wenn impulsive Handlungen durchkreuzt oder behindert werden. Es gibt zwei Typen der emotional-instabilen Persönlichkeit: Einen impulsiven Typus, der gekennzeichnet ist durch emotionale Instabilität und mangelnde Impulskontrolle; und einen Borderline-Typus, bei dem die Störung des Selbstbildes im Vordergrund steht, der Ziele und der inneren Präferenzen. Borderline-Patient/-innen haben häufig ein chronisches Gefühl von innerer Leere. Ihre Beziehungsmuster zeigen intensive, aber unbeständige Beziehungen. Die Patient/-innen zeigen oft selbstdestruktives Verhalten mit Selbstverletzungen und Suizidversuchen. Im Kontext von Burnout finden sich auch immer wieder Patient/-innen mit emotional-instabilen Persönlichkeitszügen und oft schwierigen interaktionellen Mustern, die sich auch am Arbeitsplatz manifestieren.

Histrionische Persönlichkeitsstörung

Menschen mit einer histrionischen Persönlichkeitsstörung zeigen eine oberflächliche und labile Affektivität, neigen zu Dramatisierung, ihre Gefühle werden theatralisch und übertrieben dargestellt. Typisch sind auch Suggestibilität, Egozentrik, Genusssucht, Mangel an Rücksichtnahme, erhöhte Kränkbarkeit und ein dauerndes Verlangen nach Anerkennung, äußeren Reizen und Aufmerksamkeit.

Anankastische (zwanghafte) Persönlichkeitsstörung

Typisch für zwanghafte Patient/-innen sind Gefühle von Zweifel, Perfektionismus, übertriebener Gewissenhaftigkeit. Sie kontrollieren sich und andere sehr stark, sie sind sehr vorsichtig, wenig flexibel bis zur Halsstarrigkeit. Es können dabei beharrliche und unerwünschte Gedanken oder Impulse auftreten, die aber nicht die Schwere einer Zwangsstörung aufweisen. Im Zusammenhang mit Burnout sind perfektionistische Persönlichkeitszüge sehr häufig zu beachten. Die Genauigkeit und Zuverlässigkeit kann sich, je nach Arbeitsprofil, im Berufsleben positiv auswirken. Die Schattenseite ist aber, dass diese Personen oft nicht delegieren können und auch Wichtiges von Unwichtigem nicht unterscheiden und sich dadurch verlieren in ihrer übergenauen Bewältigung von Aufgaben. Diesen Persönlichkeitszug über längere Zeit aufrechtzuerhalten, führt sehr häufig zur Erschöpfung.

Ängstliche (vermeidende) Persönlichkeitsstörung

Die ängstlich (vermeidende) Persönlichkeitsstörung wird durch Gefühle von Anspannung und Besorgtheit, Unsicherheit und Minderwertigkeit beschrieben. Den Patienten und Patientinnen ist es sehr wichtig, Zuneigung und Akzeptiertwerden zu erfahren, gegenüber Zurückweisung und Kritik sind sie sehr empfindlich, was zu einer eingeschränkten Beziehungsfähigkeit führt. Die betroffene Person neigt zur Überbetonung potenzieller Gefahren oder Risiken alltäglicher Situationen. Dies kann auch zur Vermeidung bestimmter Aktivitäten führen.

Die Selbstwertthematik von Patient/-innen mit den oben beschriebenen Mustern kann ein Faktor sein, der die Entwicklung eines Burnouts verstärkt.

Abhängige (asthenische) Persönlichkeitsstörung

Personen mit einer abhängigen Persönlichkeitsstörung verlassen sich bei kleineren oder größeren Lebensentscheidungen passiv auf andere Menschen. Sie haben oft große Trennungsangst, Gefühle von Hilflosigkeit und Inkompetenz, durch eine Neigung, sich den Wünschen anderer Menschen unterzuordnen. Oft sind sie durch die Anforderungen im täglichen Leben überfordert. Die Kraftlosigkeit kann sich im intellektuellen und emotionalen Bereich zeigen. Bei Schwierigkeiten und Konflikten versuchen sie, die Verantwortung anderen zuzuschieben.

Mit den oben beschriebenen interaktionellen Mustern kommt es schnell zu einer Überforderung im Leistungskontext.

Sonstige spezifische Persönlichkeitsstörungen

Auch wenn die narzisstische Persönlichkeitsstörung im ICD-10 keine eigene Kategorie hat, sondern subsumiert wird unter »Sonstige ...«, muss sie im Kontext von Burnout erwähnt werden. Patienten und Patientinnen mit einem narzisstischen Interaktionsmuster haben eine erhöhte Gefährdung, eine Burnout-Symptomatik zu erleiden. Sie sind gekennzeichnet durch ein gesteigertes Verlangen nach Anerkennung und hoher Kränkbarkeit. Die Selbstwertthematik ist das zentrale Thema der Narzissten. Kritik und subjektiv empfundene Kränkung sind die Trigger für Krisen.

Es ist nicht unbedingt notwendig, offiziell die Diagnose einer Persönlichkeitsakzentuierung oder -störung zu stellen, die von Patient/-innen häufig als stigmatisierend erlebt wird. Aber die Thematisierung bestimmter Persönlichkeitszüge kann Betroffenen helfen, ihre dysfunktionalen Muster zu erkennen und im therapeutischen Prozess zu verändern. Es ist hilfreich, sich über gewisse Akzentuierungen einer Persönlichkeit klarzuwerden, da bestimmte Verhaltensmuster, wie oben ausgeführt, zu Schwierigkeiten am Arbeitsplatz beitragen können. Hilflosigkeit, Versagensängste, Zweifel, Perfektionismus, übertriebene Gewissenhaftigkeit, Halsstarrigkeit, Launenhaftigkeit, Herzlosigkeit, Kränkbarkeit, Misstrauen, übertriebene Empfindlichkeit und viele weitere Persönlichkeitseigenschaften sind für die jeweils Betroffenen ein integraler Bestandteil ihrer Weltsicht. Für ihr Arbeitsumfeld sind sie Erschwernisse der tagtäglichen Interaktion am Arbeitsplatz, und auch für die Betroffenen selber eine Ursache von Erschöpfung und Konflikten. Jede/-r, der/die mit von Burnout Betroffenen zu tun hat, ist deshalb gut beraten, die Schilderungen der Betroffenen auch aus einer anderen Perspektive zu betrachten, um dysfunktionale Muster im Sinne von Persönlichkeitsakzentuierungen und -störungen zu erfassen, was empathisches Verstehen nicht ausschließt.

2.3 Die Symptome

Zur Illustration soll im Folgenden ein Burnout-Fall vorgestellt werden, der illustriert, dass nicht nur Arbeitnehmende dem Risiko eines Burnouts ausgesetzt sind.

Fall 7:

48-jähriger Mann. Lebt in guten sozialen Verhältnissen, verheiratet, zwei Kinder. Nach seinen Angaben haben er und seine Frau ein gutes, eher kameradschaftliches Verhältnis. Nach 19 Jahren Ehe habe natürlich die sexuelle Appetenz nachgelassen, man habe nur noch gelegentlichen Sex, v. a. im Urlaub. Die Kinder 15 und 13 seien wohlgeraten, durchschnittlich in der Schule, aber ohne Probleme. Den Ernst des Lebens würden sie noch nicht kennen. Seine Ehefrau hält ihm den Rücken frei, viel im Haushalt habe er nicht zu tun. Trotz gelegentlichen Streits sei noch nie über eine Trennung nachgedacht worden. Seine Frau und er hätten sich ihre Rollenteilung gut überlegt. Verlässlichkeit sei ihm ein hohes Gut.

Er ist seit circa 10 Jahren in der IT-Branche selbständig. Das Geschäft sei anfänglich gut gelaufen, er habe Kredite aufgenommen, um zu expandieren. Insgesamt beschäftigt er 12 Mitarbeiter. In den letzten drei Jahren sei ihm die Leitung des Geschäfts schleichend entglitten, was mit zwei schwierigen Mitarbeitern zusammenhinge. Grundsätzlich gehe er Streit aus dem Weg. Aber zunehmend habe er Kritik insbesondere von den zwei Mitarbeitern erfahren. Um des lieben Friedens willen habe er nicht groß darauf reagiert. Aber er spüre, dass er ein Teil seiner Autorität bei der Belegschaft verloren haben. Vor einem Jahr habe er einen großen Beratungsvertrag an Land gezogen, der fast die ganze Firma beschäftige. Anfangs sei alles gut gegangen aber zunehmend hätten sich Fehler eingeschlichen, die vom Auftraggeber immer wieder moniert worden seien. Für ihn sei klar gewesen, wer diese Fehler zu verantworten habe, nämlich die beiden schwierigen Kollegen, die die Projektleitung zuerst gefordert und dann auch von ihm erhalten haben. Aber die Fehlerkultur sei in der Firma unterentwickelt, zumal die beiden jedes Fehlverhalten von sich gewiesen hätten. Also habe er einspringen müssen, um deren Fehler auszubügeln. Auch an Wochenenden sei er parat gewesen, um Fehler in der IT zu beheben während die beiden Mitarbeiter Wochenendarbeit strikt abgelehnt hätten. Der Auftraggeber habe ihm mittlerweile mitgeteilt, dass sie das Projekt mit seiner Firma beenden würden, falls sich nicht eine signifikante Besserung einstelle. Seit 2–3 Monaten schlafe er schlecht. Er könne weder ein- noch durchschlafen und erwache schon immer um 4 Uhr morgens. Er müsse sich aus dem Bett quälen, wolle eigentlich gar nicht mehr in die Firma und fühle sich tagsüber kaputt. Seine Konzentration habe gelitten, jetzt mache auch er Fehler, was von den Mitarbeitern hämisch quittiert worden sei. Er wisse sich nicht mehr zu helfen, leide ständig unter Kopfschmerzen und habe so ein unbestimmtes Druckgefühl auf der Brust. Er habe Sorge, dass er körperlich krank sei. Was solle er nur machen, wenn er jetzt ausfallen würde.

2 Burnout – was ist das?

Es wurde bereits zuvor erwähnt, dass die Begriffsbestimmung dessen, was Burnout ist, insbesondere mit dem Namen von Christina Maslach verbunden ist. In ihrer ursprünglichen Fassung hat Christina Maslach Burnout als dysfunktionalen Umgang mit emotionalen Belastungen in stressbelasteten Berufen, insbesondere im Gesundheitsbereich und in anderen sozialen Berufen, definiert. Sie definierte drei zentrale Themenbereiche, und zwar:

1. emotionale Erschöpfung, das heißt das Gefühl, ausgelaugt zu sein und nicht mehr mitfühlen zu können
2. Depersonalisierung, das heißt eine negative Wahrnehmung von und negative Gefühle gegenüber Klienten/Kunden bzw. Klientinnen/Kundinnen
3. reduzierte persönliche Leistungsfähigkeit infolge der emotionalen Dauerbelastung

Da es im Laufe der Zeit durch Maslach und andere zu einer Begriffserweiterung kam und das Konzept des Burnouts auch auf andere Berufsgruppen bezogen wurde, wurde das Konzept weiter gefasst (Schulze, 2005):

- Erschöpfung umfasst sowohl die emotionale wie auch körperliche Entkräftung.
- Zynismus beschreibt eine distanzierte und gleichgültige Einstellung gegenüber der Arbeit.
- Ineffektivität beschreibt das Gefühl des beruflichen Versagens sowie den Verlust des Vertrauens in die eigenen Fähigkeiten.
- Die Kategorie des Zynismus wird inzwischen kontrovers diskutiert. Es gibt auch Patienten mit emotionaler und physischer Erschöpfung aufgrund von chronischen Belastungen im Leistungskontext, bei denen dieses Merkmal nicht auftritt.

Die Symptome, die inzwischen dem Konzept Burnout zugeordnet werden, umfassen ein ganzes ABC von A wie »Angst« bis Z wie »Zurückgezogenheit«. Will man ein wenig Ordnung in diese Symptomvielfalt hineinbringen, kann man die Symptome ordnen nach

- psychischen Symptomen,
- körperlichen Symptomen,
- kognitiven und
- motivationalen Symptomen und Verhaltensänderungen.

Die psychischen Symptome umfassen eine psychische Erschöpfung, Niedergeschlagenheit, Gefühlslabilität, Aggressivität, Ängste und Nervosität. Dabei berichten die Betroffenen häufig eher eine Gefühlsleere und innere Anspannung. Gegenüber anderen Arbeitskollegen und auch Kunden gegenüber wird häufig eine ungewohnte Gereiztheit und Aggressivität deutlich. Jedenfalls sind den meisten der Betroffenen die Symptome nicht in dieser Intensität bekannt.

Die körperlichen Symptome, die häufig niedergelassenen Ärztinnen und Ärzten präsentiert werden, sind Erschöpfung und Müdigkeit und diverse andere körperliche Symptome wie zuvor genannt. Naturgemäß sind es häufig Schmerzzustände, die zu umfangreichen somatischen Abklärungen führen. Ein Burnout-Syndrom kann nur diagnostiziert werden, wenn keine somatische Grundstörung, die die Symptomatik erklärt, gefunden wird. Vor allem aber muss ein Bezug zum Leistungskontext bestehen!

Was die kognitiven und motivationalen Symptome betrifft, sind es hauptsächlich die Konzentrations- und Gedächtnisstörungen, welche die Betroffenen häufig erschrecken. Sind die Betroffenen nicht mehr ganz jung, werden sie häufig mit der Frage an ihren Arzt/ihre Ärztin herantreten, ob sich bei ihnen eine beginnende Demenz bemerkbar mache. Wenn kognitive Beeinträchtigungen nicht Grundlage einer organischen Erkrankung sind, spricht man von Pseudodemenz. Psychopathologisch klagen und sorgen sich Patienten und Patientinnen mit Pseudodemenz sehr über ihren Zustand. Er ist aber Ausdruck einer anderen psychischen Beeinträchtigung, oftmals einer Depression. Eine Entscheidungshilfe für Praktiker/-innen, ob weiterführende Untersuchungen notwendig sind, ist der Mini-Mental-Status-Test. Er dauert rund zehn Minuten und erfasst diverse zentrale kognitive Funktionen wie Orientierungsstörungen, Merk- und Erinnerungsfähigkeit, Aufmerksamkeit, Sprache und Sprachverständnis, außerdem Lese- und Schreibfähigkeit, Zeichnen und Rechnen. Die maximale Punktzahl beträgt 30, bei einem Summenwert von 24 und darunter sind zusätzliche Untersuchungen erforderlich. Hilfreich für die Differenzialdiagnostik Demenz respektive Pseudodemenz sind Beobachtungen in Bezug auf die Fähigkeiten, den Alltag zu meistern. Hier helfen vor allem Beobachtungen Dritter. Die Diagnose einer Demenz ist oft erst in einer Verlaufsbeobachtung zu stellen. Oft haben Betroffene zunächst die Anzeichen eines Mild Cognitive Impairments (MCIs), die kognitiven Leistungen sind leicht beeinträchtigt, die Alltagsfähigkeit jedoch kaum eingeschränkt. Dies kann die Vorstufe einer Demenz sein, bei einem nicht unwesentlichen Anteil Betroffener mit einem MCI sind die kognitiven Einschränkungen aber reversibel oder die kognitive Leistungsfähigkeit bleibt stabil. All diese Abklärungen brauchen ein großes Fingerspitzengefühl, da die Gefahr besteht, Patienten und Patientinnen unnötigerweise zu pathologisieren, was negative Folgen haben kann.

Weiter macht sich eine für die Betroffenen oft auch quälende Entscheidungsunfähigkeit bemerkbar. Mit jeder möglichen Entscheidung ist der Gedanke verbunden, etwas falsch entschieden zu haben. Entscheidungen werden sehr häufig verschoben oder auf andere Kolleginnen und Kollegen abgewälzt. Wichtig für die Diagnose eines Burnout-Syndroms ist der häufig anzutreffende Motivationsverlust. Schon bei Arbeitsbeginn steht den Betroffenen der Arbeitstag wie ein schwer zu bewältigender Berg gegenüber. Häufig wird versucht, die mangelnde Arbeitsleistung durch Mehrarbeit auszugleichen. Arbeit am Abend oder am Wochenende werden die Regel; es gibt keine Erholungsphasen mehr. Dieser Teufelskreis des Burnouts führt dazu, dass Betroffene sich keine Zeit mehr nehmen, auf ihre Ressourcen zurückzugreifen, auf das, was Ihnen hilft, Distanz zu gewinnen und sich zu entspannen, oder sie anregt. Dieser Teufelskreis ist für viele Betroffene ein guter Zugang zum Thema Burnout, ist ein wichtiges Thema in der Psychoedukation und in der Therapie.

Bei den Verhaltensänderungen finden wir aber nicht nur ein Zögern und Hinausschieben verschiedener Arbeitstätigkeiten, sondern auch häufig eine Hyperaktivität und Impulsivität. Sehr problematisch ist der vermehrte Konsum von Suchtmitteln, der entweder der Beruhigung dienen oder die Betroffenen aufputschen soll, um die Müdigkeit und Erschöpfung zu überwinden (Schaufeli & Enzmann, 1998).

2.4 Der Burnout-Prozess

Der Burnout-Prozess ist ein Prozess, der mit Stress beginnt und in seiner ausgeprägtesten Variante in einer schweren klinischen Erkrankung, meist einer Depression, endet. Burnout ist zuvorderst eine Stress-Erkrankung. Wie Burisch beschrieben hat, beginnt dieser Prozess mit ersten Warnzeichen (Burisch, 2014). Diese definieren sich in der Regel durch einen gesteigerten Einsatz für berufliche Ziele, mit der Zunahme der Überstunden und schon einer ersten Erschöpfung, sei es emotional oder auch körperlich. D. h., die Betroffenen nehmen ihre Überbeanspruchung nicht wirklich wahr. Das mag soziale wie persönliche Gründe haben. Sozial wird einfach erwartet, dass man sich im Beruf engagiert, und persönlich ist Engagement etwas, was man von Kindesbeinen gepredigt bekommt und das internalisiert und Teil der Persönlichkeit wird. Auf der persönlichen Ebene gibt es auch die Strategie des Kompensierens, das Gefühl von Kontrollverlust und negative Gefühle werden durch erhöhte Leistungsbereitschaft und emsige Geschäftigkeit kompensiert. Nicht selten finden sich in diesem Zusammenhang bei Burnout-Patienten und -Patientinnen negative Kindheitserlebnisse, die im Laufe der Therapie zum Vorschein kommen (von Känel & Egle, 2020).

Die ersten kleinen Warnzeichen treten schleichend auf. Man fühlt sich nicht mehr wohl bei der Arbeit. Man kommt zu spät und verspürt einen allgemeinen Widerwillen gegen die Arbeit. Bei der Arbeit schaut man häufig auf die Uhr, der Tag scheint nicht vorbeizugehen. Es fällt einem schwer, sich zu konzentrieren. Die Folge ist nicht selten, dass man das Arbeitspensum nicht bewältigt und länger arbeiten muss. Die Stimmung ist häufig nicht einfach schlecht, man ist eher gereizt oder genervt. Man fühlt sich schnell mal angegriffen und versteht keinen Spaß mehr. Man ist häufiger unpässlich: der Rücken schmerzt und Kopfschmerzen, chronische Müdigkeit lassen einen an der Arbeit zweifeln und ob man wirklich im richtigen Job ist.

In einem zweiten Schritt reduziert sich das berufliche Engagement. Soziale Interaktion, d. h. Gespräche mit Arbeitskollegen und Kunden, werden mehr und mehr vermieden, die Arbeit wird dann ganz zur Belastung und ist überwiegend negativ besetzt. Die Gedanken kreisen um die Frage, wie und ob man diesen Zustand beenden könne.

Als Folge davon entstehen negative Gefühle, insbesondere Gefühle der Unzulänglichkeit, Hoffnungslosigkeit, Hilflosigkeit usw. Damit verbunden sein kann auch eine Externalisierung im Sinne: »Ich bin nicht in der Lage, meine Anforderungen zu bewältigen, sondern es sind die Anderen die mich überlasten.«

2.4 Der Burnout-Prozess

Das klinische Bild ist mannigfaltig. In diesem Teufelskreis kann es zu einer Reduktion der kognitiven Fähigkeiten kommen, insbesondere zu den zuvor genannten Konzentrations- und Gedächtnisstörungen. Nicht selten treten in dieser Phase noch mehr psychosomatische Reaktionen auf wie Muskelschmerzen, Schlafstörungen, Appetitlosigkeit, Verdauungsstörungen und Substanzmissbrauch. All die genannten Symptome müssen in einem klaren Leistungskontext entstehen und sich verstärken. Ist dieser leistungsbezogene Zusammenhang nicht gegeben, kann auch nicht die Diagnose eines Erschöpfungssyndroms gestellt werden. Ursächlich sind häufig nicht ein Faktor, sondern es sind Mehrfachbelastungen. Zur Thematik der Überforderung am Arbeitsplatz kann beispielsweise ein privates Thema hinzukommen, z. B. eine Pflegeaufgabe oder ein Konflikt in der Partnerschaft.

Männer und Frauen sind unterschiedlich gefährdet. Männer unterliegen häufig den Rollenklischees, die sie glauben erfüllen zu müssen:

- Je weniger Schlaf ich benötige ...
- je mehr Schmerzen ich erdulden kann ...
- je mehr Alkohol ich vertrage ...
- je weniger ich mich darum kümmere, was ich esse ...
- je weniger ich jemand um Hilfe bitte und von jemandem abhängig bin ...
- je mehr ich meine Gefühle kontrolliere ...
- je weniger ich auf meinen Körper achte ...

... desto männlicher bin ich. Gleichwohl sind fast alle diese Strategien dysfunktional und verschlechtern die Situation eher, als dass sie sie verbessern würden.

Rollenspezifische Erwartungen an Frauen sind beispielsweise:

- Man muss lieb sein.
- Man soll nicht streiten.
- Man soll sich um seine Kollegen und Kolleginnen kümmern.
- Man darf keine eigenen Ansprüche anmelden.
- Man darf sich nicht in den Vordergrund drängen.

Das Familienleben kann sich für Männer insofern zusätzlich erschwerend auswirken, als sie auch dort ihren modernen Rollen nachkommen müssen, z. B. als »gute« Väter und charmanter Ehepartner. Frauen hingegen unterliegen dem Rollenklischee, zuhause für alles verantwortlich zu sein, mit der Folge doppelter Verantwortung und meistens auch doppelter Arbeit. Männer sind und verstehen sich zuhause eher als Hilfskräfte, die auf Anweisung bestimmte häusliche Tätigkeiten übernehmen. Aber auch da gilt: Wenn die Entscheidungsspielräume gering sind, ist die Identifikation mit der Tätigkeit und die Freude an der Tätigkeit geringer.

Geschlechtsunabhängig gibt es eine Reihe von Indikatoren, die uns erkennen lassen, dass wir im Alltag gestresst sind. Stressverschärfende Gedanken aus dem Alltag sind z. B.:

- Wenn Sie im Supermarkt an der Kasse anstehen und sich darüber Gedanken machen, ob Sie die richtige Schlange erwischt haben ...

- Wenn Sie im Restaurant den Ober gerufen haben und er nicht reagiert oder gar andere Gäste ungerechterweise zuerst bedient ...
- Wenn Sie mit dem Auto zur Arbeit fahren und ein anderer Verkehrsteilnehmer sich reindrängt ...
- Wenn Sie zu spät zu einem Termin sind ...

Aus dem Alltag kennen wir viele Situationen, die bei uns Stress auslösen. Kaluza (2004) hat verschiedene psychologische Wahrnehmungsstile beschrieben, die zu einer Stressverschärfung beitragen können und zwar:

- selektive Wahrnehmung von negativen Ereignissen/Erfahrungen
- selektive Verallgemeinerung von negativen Ereignissen/Erfahrungen
- Katastrophisieren (Folgen negativer Ereignisse werden überbewertet)
- Personalisierung (Alles wird auf sich beziehen)
- »Muss«-Denken (Wünsche werden zu absoluten Forderungen übersteigert)

Bei der Wahrnehmung unseres Alltags ist es wie mit den Nachrichten in den Medien: Negative Ereignisse werden eher wahrgenommen als positive. Haben wir beispielsweise einen vollen Terminkalender, bleiben uns die verpassten Termine mehr in Erinnerung als die vielen erledigten. Der Stress verschärft sich weiter, wenn eine Gedankenkaskade abläuft – in dem Sinn, dass die verpassten Termine sich besonders negativ auswirken (Katastrophisieren), dass das ganz typisch für einen sei, einen Termin zu verpassen, und dass das in der Zukunft absolut nicht mehr passieren dürfe.

2.5 Diagnostische Äquivalente

Da es sich beim Burnout nicht um eine »anerkannte« Krankheitsdiagnose handelt (allenfalls um eine Zusatzdiagnose), sind Ärztinnen und Ärzte häufig gezwungen auf andere Hauptkategorien zurückzugreifen. Dafür bieten sich beispielsweise die ICD-10-Diagnosen »Depressive Episode« (F32) an, die sich wiederum in leichte, mittelgradige und schwere Episoden unterteilen lassen. Laut ICD kann diese Diagnose gestellt werden, wenn die betreffende Person über gedrückte Stimmung, Interessenverlust, Freudlosigkeit und eine Verminderung des Antriebs klagt. Die Verminderung der Energie kann wiederum zu erhöhter Ermüdbarkeit und Aktivitätseinschränkung führen, und nach nur kleinen Anstrengungen tritt oft deutliche Müdigkeit auf.

Weitere Symptome laut dieser ICD-Diagnose sind:

- verminderte Konzentration und Aufmerksamkeit
- verminderte Selbstwertgefühle und Selbstvertrauen
- Schuldgefühle und Gefühle von Wertlosigkeit

- negative und pessimistische Zukunftsperspektiven
- Schlafstörungen
- verminderter Appetit

Wie man sieht, sind diese Symptome keineswegs abgegrenzt von den zuvor genannten Symptomen eines Burnout-Syndroms. Dies gilt auch für eine andere, häufig benutzte Diagnosekategorie, nämlich »Anpassungsstörungen« (F43.2). Laut ICD handelt es sich dabei um Zustände von subjektivem Leiden und emotionaler Beeinträchtigung, die soziale Funktionen und Leistungen behindern und während des Anpassungsprozesses nach einer entscheidenden Lebensveränderung oder nach belastenden Lebensereignissen wie auch schwerer körperlicher Erkrankung auftreten. Die individuelle Disposition oder Vulnerabilität spielt bei dem Auftreten eine größere Rolle als bei anderen Krankheitsbildern. Es ist aber dennoch davon auszugehen, dass das Krankheitsbild ohne die Belastung nicht entstanden wäre. Die Anzeichen sind unterschiedlich und umfassen depressive Stimmung, Angst, Besorgnis, ein Gefühl, unmöglich zurecht zu kommen, vorauszuplanen oder in der gegenwärtigen Situation fortzufahren, ferner eine gewisse Einschränkung bei der Bewältigung der alltäglichen Routine.

Eine andere diagnostische Kategorie ist die »Neurasthenie« (F48.0), die aber bei Betroffenen wenig beliebt ist, da sie als stigmatisierend und Ausdruck von »Charakterschwäche« empfunden wird. Für eine eindeutige Diagnose wird gefordert, dass anhaltende und quälende Klagen über gesteigerte Ermüdbarkeit nach geistiger Anstrengung oder körperliche Schwäche und Erschöpfung nach geringsten Anstrengungen vorliegen. Weiter sollen mindestens zwei der folgenden Empfindungen vorliegen: Muskelschmerzen bzw. Muskelbeschwerden, Schwindelgefühle, Spannungskopfschmerz, Schlafstörungen, Unfähigkeit zu entspannen, Reizbarkeit und Dyspepsie. Wenn Angst oder Depressionssymptome vorhanden sind, sind sie nicht anhaltend genug, um die Kriterien für eine der spezifischeren Störungen zu erfüllen.

Nicht immer manifestiert sich das Burnout in Form einer Depression/Anpassungsstörung. Es gibt auch Patienten und Patientinnen, bei denen Panikattacken im Vordergrund stehen und die im Zusammenhang stehen mit chronischer Überforderung im Leistungskontext. Von einer Panikstörung (ICD-10 F41.0) spricht man, wenn Patienten und Patientinnen wiederholte Panikattacken erleiden, mit mehreren vegetativen Symptomen, welche keine körperliche Ursache haben. Diese gehen einher mit der »Angst vor der Angst« und Einschränkungen im persönlichen und beruflichen Kontext durch das konsekutive Vermeidungsverhalten.

Auch psychosomatische Symptome können das klinische Bild dominieren, insbesondere die somatoforme Störung (ICD-10 F45), die im ICD-11 neu somatische Belastungsstörung genannt wird.

Nicht ohne Grund ist Burnout keine Haupt-, sondern nur eine Zusatzdiagnose. Eine messerscharfe Differenzierung zwischen Burnout-Depression und Nicht-Burnout-Depression ist nicht immer möglich. Ahola & Hakanen (2007) postulieren in einer finnischen Gesundheitsstudie Depression und Burnout als verwandte Krankheiten, die sich aber nicht komplett überlappen. Es gibt eine Überlappung im Symptomspektrum und je schwerer die Symptomatik des Burnouts ist (erfasst mit dem Maslach Burnout Inventory, MBI), desto grösser ist die Wahrscheinlichkeit, dass auch die Kriterien des Vollbilds einer Depression erfüllt werden. Ein Burnout kann also im weiteren Verlauf in das Vollbild einer Depression (oder einer anderen psychischen Erkrankung, insbesondere Anpassungsstörung, Angststörung oder somatoforme Störung) münden (Ahola & Hakanen, 2007).

Entscheidend für die diagnostische Einschätzung ist dabei der Längsschnitt, die Genese der Erkrankung, der chronischen Überforderung im Arbeits-/Leistungskontext. Teilweise finden sich auch psychopathologische Unterscheidungen. So ist die Erschöpfung sehr dominant bei Burnout-Patienten und -Patientinnen, häufig gekoppelt mit einer zynischen Beurteilung der eigenen Arbeitssituation. Vor allem in der Anfangsphase sind die Symptome häufig fokussiert auf den Arbeitskontext, wohingegen persönliche Bereiche, wie private Beziehungen und Freundschaften, nicht betroffen sind. Bei einer längeren unbehandelten Symptomatik im Rahmen eines Burnout-Prozesses wird die Unterscheidung zwischen Burnout-Störung oder Nicht-Burnout-Störung immer schwieriger.

Diese diagnostische Unschärfe ist eine Hauptkritik am Burnout-Konzept. In einem Positionspapier der DGPPN hat man daher Burnout als Risikozustand beschrieben, der den Übergang von der Arbeitsüberlastung zur Krankheit beschreibt. Hillert, Albrecht und Voderholzer beschreiben in einem Resümee Burnout als rein subjektives Störungsmodell und beurteilen es aufgrund der mangelnden wissenschaftlichen Kriterien in der Abgrenzung zu anderen Diagnosen als nicht geeignet für eine objektive Diagnose und Therapie (Hillert et al., 2020).

Im klinischen Kontext erscheint die Differenzierung nach unserer eigenen klinischen Erfahrung dennoch sinnvoll, da es für Burnout-Patienten/-Patientinnen sehr wichtig ist, dass der Ätiopathogenese Beachtung geschenkt wird. Häufig haben diese Patienten/-innen auch ein insgesamt hohes Funktionsniveau und profitieren von spezifischen Therapieangeboten. Und von besonderer Wichtigkeit ist, dass dem Thema Arbeit sowohl im psychotherapeutischen Kontext (Perfektionismus, Identifikation über Leistung, Umgang mit Kritik, Selbstfürsorge) als auch in der beruflichen Begleitung Beachtung geschenkt wird. Aufgrund des Leitsymptoms Erschöpfung dürfen auch regenerative Aspekte in der Therapie nicht fehlen.

Die (Zusatz-)Diagnose »Burnout« erfordert also eine gewisse klinische Erfahrung und es braucht etwas Zeit, die kontextuellen Faktoren im Zusammenhang mit der Entstehung der Symptomatik zu erfassen.

Zur Diagnostik gehören (Ballweg et al., 2013):

- Eine ausführliche Anamnese unter besonderer Berücksichtigung des Arbeits-/Leistungskontexts, mit dem Ziel, die Genese und den Verlauf der Beschwerden sowie deren Abhängigkeit von internen und externen Faktoren (chronischen Stressoren) möglichst genau zu erfassen
- Eine Erfassung und Quantifizierung der aktuellen Symptomatik, um Schweregrad und Therapiebedürftigkeit beurteilen zu können
- Eine Erfassung von zentralen Aspekten der individuellen Stressverarbeitung

Spezifische Burnout-Fragebögen wie Maslach Burnout Inventory, Shirom-Melamed Burnout Measure, Copenhagen Burnout Inventory (CBI) haben zum Schwerpunkt die emotionale Erschöpfung. Sie können Hinweise darauf geben, dass eine Person im Burnout-Prozess ist. Für das Eltern-Burnout gibt es das Parental Burnout Assessment, für Lehrer/-innen die Teacher Burnout Scale. Die meisten dieser Fragebögen sind – auch auf Deutsch – frei im Netz abrufbar. Es sind aber keine Fragebögen, mit denen eine klinische Diagnose nach ICD-10 erfasst wird. Teilweise haben sie in Bezug auf die Burnout-Symptomatik auch keine Norm- oder Grenzwerte. Sie sind v. a. hilfreich, um das Ausmaß der Erschöpfung zu erfassen und Hinweise zu geben, ob Patienten/Patientinnen »at risk« sind.

Bei Behandlungsbedürftigkeit ist eine Diagnose nach ICD-10 (resp. demnächst ICD-11) zu stellen. Häufig ist es im Kontext mit einem Burnout-Prozess eine klinisch diagnostizierte Depression, dies entspricht der inzwischen »historischen« Erschöpfungsdepression nach Kielholz. Es können aber auch die diagnostischen Kriterien einer Anpassungsstörung erfüllt sein. Auch eine Angststörung oder eine somatoforme Schmerzstörung können sich auf dem Boden eines Burnout-Prozesses entwickeln. In dieser Phase der Diagnostik können Fragenbögen wie der Beck Depression Inventory (BDI) hilfreich sein, den Schweregrad zu erfassen.

Neben psychiatrischen Diagnosen können auch körperliche Folgekrankheiten aus einem Burnout-Prozess hervorgehen, insbesondere kardio-metabolische Störungen (von Känel & Egle, 2020).

Eine gründliche Diagnostik umfasst daher auch eine somatische Untersuchung inkl. Laborscreening. Psychodiagnostisch – mit wertvollen Hinweisen für die Therapie – empfiehlt sich zudem eine Persönlichkeitsdiagnostik (z. B. PSI-Persönlichkeitsdiagnostik) sowie ein Fragebogen zu Traumatisierungen in der Kindheit (z. B. KERF – ein Instrument zur umfassenden Ermittlung belastender Kindheitserfahrungen).

3 Stress und seine Folgen

3.1 Stress – wie er in der Bevölkerung wahrgenommen wird

In der Umgangssprache wird der Begriff Stress häufig mit einer Überforderungssituation gleichgesetzt: »Das wird mir alles zu stressig!«, »Mach mir bloß keinen Stress!«, »Das war vielleicht ein Stress!« usw. In der Regel wird damit eine gewisse Hektik, Diskussionen, Auseinandersetzungen im Alltag zum Ausdruck gebracht.

Das Schweizerische Bundesamt für Statistik führt seit 1992 alle fünf Jahre eine Gesundheitsbefragung durch. In der Umfrage von 2017 wurden 22134 Personen, davon 11034 abhängige Erwerbstätige befragt.

Die Studie zeigte folgende Ergebnisse (Krieger & Arial, 2020):

- 2017 gaben 22 Prozent der Erwerbstätigen an, dass sie sich häufig oder immer bei der Arbeit gestresst fühlen (im Vergleich: 2017 waren es 18 %).
- Überproportional hohes Stresserleben zeigten Mitarbeitende in Großunternehmen (25 %), junge Frauen (29 %) und Personen, die im Gastgewerbe tätig waren (33 %).
- Im gesamteuropäischen Vergleich gaben sogar 27 % der Befragten an, unter Stress im Arbeitskontext zu leiden (Umfrage 2015; Europäische Erhebung über die Arbeitsbedingungen, EWCS).
- Bei der Analyse von verschiedenen Indikatoren für Gesundheit (z.B. körperliche Beschwerden, psychisches Befinden) fand sich eine Korrelation zwischen wahrgenommenem Stress und Gesundheitsfaktoren.
- Die wichtigste Ressource im Rahmen der Stressprävention im Arbeitsbereich war in der Erhebung soziale Unterstützung durch Mitarbeitende und Vorgesetzte.

Die Stress-Studie des Schweizer Haushaltpanels untersucht Längsschnittdaten zwischen 2007 und 2018 (Tritschler et al., 2022):

- Der Anteil der Erwerbstätigen, die sich bei der Arbeit gestresst fühlen, lag 2018 bei 31.5 % (2007: 32.5 %), das Stresserleben ist also auf hohem Niveau leicht rückläufig.
- Die unterschiedlichen Angaben zwischen den Befragungen des Bundesamtes für Statistik (Krieger & Arial, 2020) und dem Schweizerischen Haushaltpanels

3.1 Stress – wie er in der Bevölkerung wahrgenommen wird

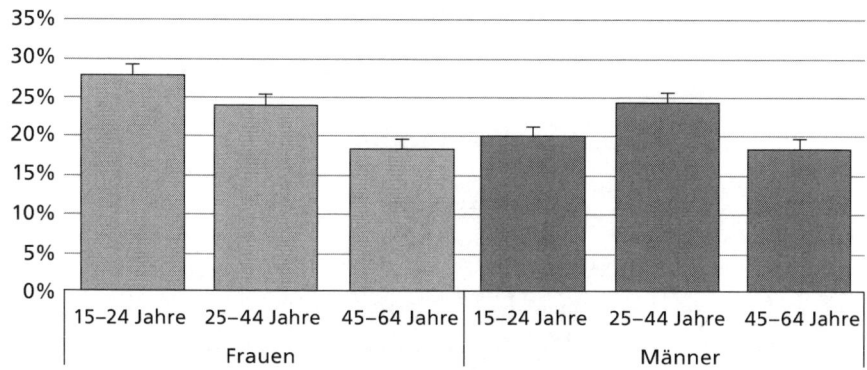

Abb. 1: Stress nach Geschlecht und Alter, abhängige Erwerbstätige in der Gesundheitsumfrage 2017 (nach: SECO | Direktion für Arbeit – Arbeitsbedingungen | »Ausgewählte Ergebnisse der Schweizerischen Gesundheitsbefragung« (Krieger & Arial, 2020))

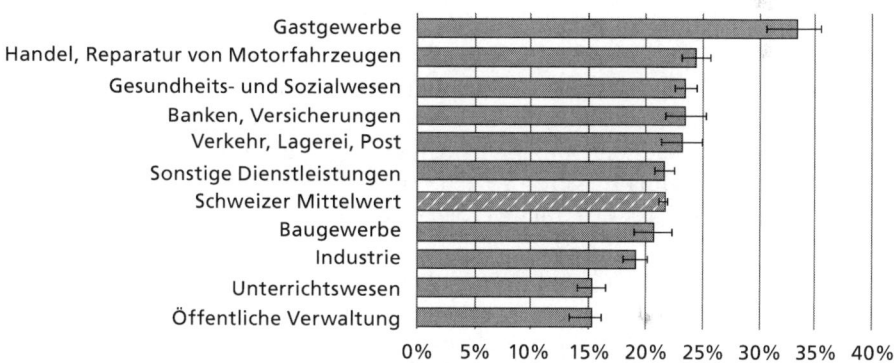

Abb. 2: Stress nach Wirtschaftsfaktoren, abhängige Erwerbstätige in der Gesundheitsumfrage 2017 (nach: SECO | Direktion für Arbeit – Arbeitsbedingungen | »Ausgewählte Ergebnisse der Schweizerischen Gesundheitsbefragung« (Krieger & Arial, 2020))

(Tritschler et al., 2022) wird methodisch mit der Nutzung von dichotomen (»ja/nein«) versus abgestuften Antwortskalen diskutiert.
- Eine Verschlechterung fand sich im zeitlichen Verlauf bei der Problematik, nicht nach der Arbeit abzuschalten zu können (2018: 25 %), sowie den Erholungsindikatoren (Schlaf und Vitalgefühl).
- Wahrgenommener Stress im Arbeitskontext führt zu einem höheren Risiko für Beeinträchtigungen des Wohlbefindens und der Gesundheit; die Folgen treten häufig zeitverzögert auf.
- Als belastendste Arbeitsbedingung wurde eine hohe Arbeitsintensität angegeben, gefolgt von fehlenden Partizipationsmöglichkeiten.

Ergänzend muss hinzugefügt werden, dass beide Stressbefragungen vor der Corona-Pandemie durchgeführt wurden.

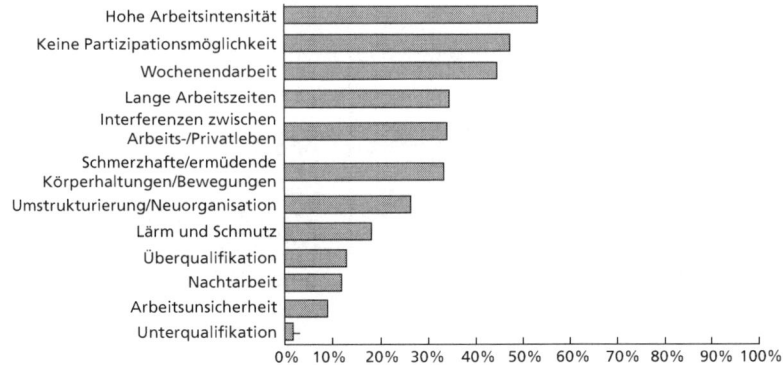

Abb. 3: Belastende Arbeitsbedingungen, Anteil der Erwerbsbevölkerung (nach: SECO | Direktion für Arbeit – Arbeitsbedingungen | »Potenzielle Ursachen und Entwicklungen von arbeitsbedingtem Stress, Befinden und Arbeitsbedingungen von Schweizer Erwerbstätigen zwischen 2005 und 2019« (Tritschler et al., 2022))

Zusammenfassend bestätigt diese Untersuchung das bisher Gesagte: Ein recht großer Teil der Bevölkerung fühlt sich gestresst, und zwar vorwiegend im Zusammenhang mit ihrer beruflichen Tätigkeit. Dabei geht es nicht immer nur um Arbeitsüberlastung, sondern auch um andere arbeitsrelevante Faktoren, wie z.B. Arbeitsplatzsicherheit, Lohneinbußen, mangelnde Anerkennung oder auch subjektiv empfundene Unfairness im Betrieb. Auch ist es für die Arbeitsproduktivität von Bedeutung, dass man sich mit den Zielen und Werten des Betriebs identifizieren kann.

Für die Mehrheit bleibt aber der solchermaßen beruflich empfundene Stress ohne größere (gesundheitliche) Konsequenzen; ein kleinerer, aber immer noch beträchtlicher Anteil erlebt hingegen die beruflichen Herausforderungen als so belastend, dass sie ärztliche Hilfen und häufig auch Medikamente benötigen. Die durch die Inanspruchnahme des Gesundheitswesens entstandenen Kosten sind beträchtlich. Die meisten Kosten werden jedoch von den Krankschreibungen und den damit verbundenen Produktionsausfällen verursacht.

In der Tat scheinen die Krankenkassendaten darauf hinzuweisen, dass Krankschreibungen wegen psychischer Probleme deutlich zunehmen und mittlerweile Platz 2–4 (je nach Krankenkasse und Jahr) in der Liste der häufigsten Gründe für Krankschreibungen einnehmen – neben Erkältungen und Rückenbeschwerden. Sicher führen psychische Probleme zu den längsten Krankschreibungen in der Liste medizinischer Krankheiten.

Ob es sich bei all diesen Stressfolge-Erkrankungen jeweils um medizinische Erkrankungen handelt, die darüber hinaus einer medikamentösen Behandlung bedürfen, sei einmal dahingestellt. Natürlich sind viele stressbedingte Symptome somatische Symptome wie Kopf- oder Rückenschmerzen, Schlafstörungen, Verdauungsstörungen, Erkältungen etc., die einer entsprechenden medizinischen Beachtung bedürfen. Gleichwohl lohnt es sich fast immer, diese Symptome in einen Kontext mit erlebtem Stress am Arbeitsplatz, im Leistungskontext zu stellen. Dies gilt auch für den Wunsch nach einer Krankschreibung, der häufig drängend und alternativlos vorgebracht wird. Einer Krankschreibung sollte nicht kommentarlos Folge geleistet werden, als ob die gestörte Befindlichkeit nicht durch Schwierigkeiten bei der Arbeit bedingt ist. Detaillierte Betreuungs- und Behandlungsansätze werden später ausführlich thematisiert werden.

3.2 Stress aus fachlicher Sicht

Nach dieser kurzen Beschreibung, wie die Bevölkerung Stress wahrnimmt und welche Auswirkungen dies gegebenenfalls auf das Gesundheitswesen hat, verbleibt allerdings noch die Notwendigkeit, das Phänomen »Stress« auch noch aus fachlicher Sicht näher zu beschreiben.

Aus fachlicher Sicht unterscheiden wir zunächst einmal zwischen Stressoren und Stressreaktionen (Buddeberg, 2004). Stressoren lösen eine bestimmte Reaktion aus. Wichtig ist in diesem Zusammenhang, ob die auslösende Situation als Herausforderung, Belastung oder gar Bedrohung erlebt wird. Die Stressreaktionen können sowohl emotionaler Art sein, sie bilden sich ebenfalls auf der kognitiven Ebene wie auch auf der Handlungsebene ab und zuletzt finden sich im Rahmen von Stresssituationen neuroendokrine und immun-vermittelte Körperantworten.

Herausforderungen, die als interessant und bewältigbar erlebt werden, ziehen in der Regel keine Krankheitsfolgen nach sich. Solche Erfahrungen nennen wir Eustress-Erfahrungen. Bei den sogenannten Distress-Erfahrungen unterscheiden wir zwischen aktiver Distress-Erfahrung und passiver Distress-Erfahrung. Die typische aktive Distress-Erfahrung ist eine Arbeitssituation, die mit einer Arbeitsüberlastung einhergeht, aber nicht das erwartete Ergebnis bringt. Als passive Distress-Erfahrung bezeichnen wir z. B. Arbeitslosigkeit, in der die betroffene Person nicht das Gefühl hat, dass sie sich selbst aus dieser unangenehmen Situation befreien kann.

Der amerikanische Soziologe Robert Karasek und der schwedische Arzt Töres Theorell haben ein nützliches Stressmodell entwickelt, das die Distress-Erfahrungen bei der Arbeit mit zwei anderen Dimensionen, die das Arbeitsleben bestimmen, nämlich die Quantität von Anforderungen und den Entscheidungsspielraum einer Arbeitsaufgabe, kombiniert. Das Anforderungs-Entscheidungsspielraum-Modell nach Karasek ist in ▶ Abb. 4 dargestellt.

Die Grundidee ist einfach: Hohe Arbeitsanforderungen bei gleichzeitig niedrigem Entscheidungsspielraum sind mit hohem Disstress verbunden. Das klassische Beispiel hierfür ist die Fließbandarbeit: der Arbeitstakt und Arbeitsablauf sind vorgegeben und der Arbeitnehmer hat keinerlei Gestaltungsspielräume. Geringere Anforderungen bei größerem Entscheidungsspielraum führen hingegen zu niedrigerem Disstress. Dies muss nicht heißen, dass das niedrige Stressniveau immer als befriedigend erlebt wird. Es kann auch zu einem anderen Syndrom, nämlich dem Boreout-Syndrom, führen, bei dem chronische Unterforderung zu Langeweile und Desinteresse an der Arbeit und zu ähnlichen Symptomen wie Burnout führt, d. h. schlechter, häufig gereizter Stimmung, Schlafstörungen und in der Folge Tages-

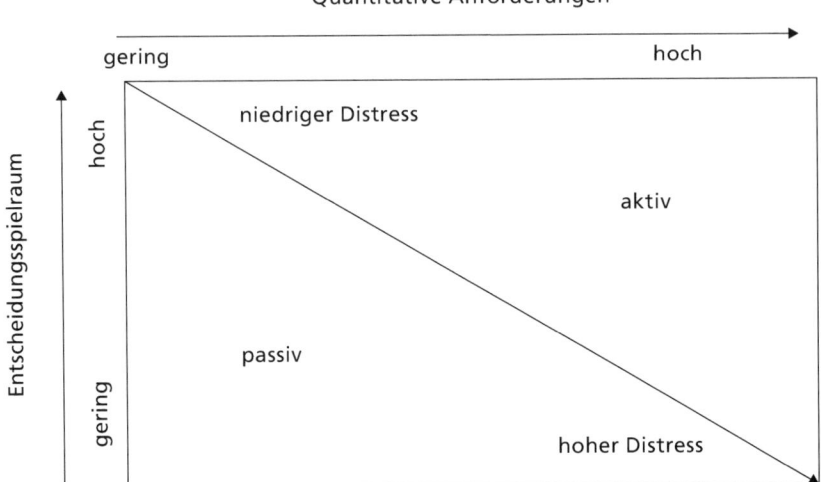

Abb. 4: Das Anforderungs-Entscheidungsspielraum-Modell nach Karasek (Karasek Jr., 1979)

müdigkeit, Appetitstörungen, wie auch einem erhöhten Risiko für Suchterkrankungen, insbesondere Alkoholmissbrauch. Betroffene Personen sehen sich aber nicht in der Lage, sich aus dieser Situation zu befreien, sondern täuschen darüber hinaus vielfach vor, übermäßig beschäftigt zu sein, um Zusatzarbeit zu vermeiden bzw. sich eigene Freiräume am Arbeitsplatz zu verschaffen.

Das Konzept von Karasek und Theorell wurde von dem Schweizer Soziologen Siegrist erweitert. Er hat den Begriff der »beruflichen Gratifikationskrisen« geprägt (Siegrist, 2015). Nach Siegrist spielt insbesondere im mittleren Erwachsenenalter die Arbeitssituation eine spezifische Rolle, weil sie der persönlichen Entwicklung dient, der Sicherung des Lebensunterhaltes wie auch der Familie, Karrieremöglichkeiten eröffnet etc. Der Einsatz, den ein Arbeitnehmer bringt, hängt zum Teil vom dem aus dem Stellenprofil abgeleiteten Arbeitspensum ab, aber auch von seinem Leistungswillen. Dem Einsatz, den die Personen zeigen, stehen die beruflichen Gratifikationen gegenüber. Das kann Geld sein, Anerkennung oder beruflicher Aufstieg. Ungerechte Bezahlung, mangelnde Anerkennung und keine Aufstiegschancen bei hoher beruflicher Verausgabung stellen nach Siegrist Formen chronifizierter beruflicher Gratifikationskrisen mit hohem Distressgehalt dar. Die Verausgabung kann sowohl extrinsisch sein durch die hohen Anforderungen und Verpflichtungen, die eine Berufsperson eingeht, wie auch intrinsisch im Sinne von ausgeprägter Leistungsbereitschaft. Wenn also die Gratifikationen ausbleiben bei gleichzeitig hohem Einsatz, entsteht ein anhaltend subjektives Ungleichgewicht, das nach Siegrist insbesondere zu Herz-Kreislauf-Erkrankungen führen kann. *Also die eigentliche Frage ist, ob* ein Gleichgewicht *besteht* zwischen dem Aufwand, den ich *betreibe* und *das*, was ich dafür erhalte. Und wenn die Antwort ist, *dass* es *sich nicht* lohnt, dann wird die Arbeit zur Pein und damit gesundheitsgefährdend.

3.2 Stress aus fachlicher Sicht

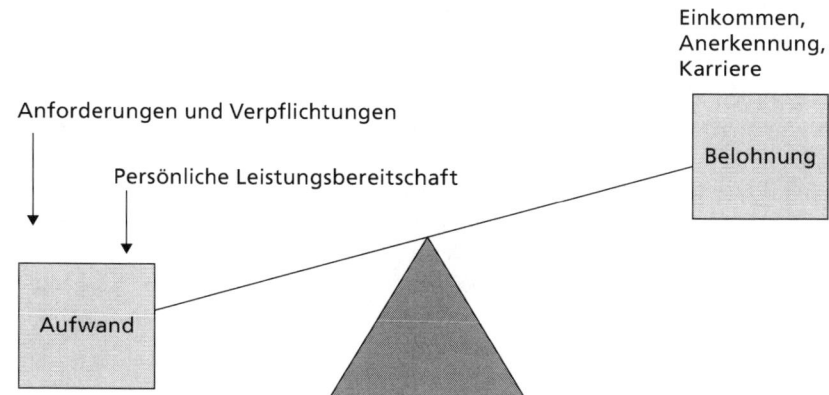

Abb. 5: Das Modell beruflicher Gratifikation (nach Siegrist, 1996)

Um das Phänomen der gesundheitlich schädlichen Stressreaktion besser zu verstehen, erscheint es sinnvoll, auch die subjektive Dimension miteinzubeziehen (Ballweg et al., 2013). Subjektiv belastend erlebter Stress ist mit Gesundheitsschäden verbunden, wohingegen es auch Stressempfinden gibt, das mit dem Gefühl der Herausforderung und – nach Bewältigung – auch Befriedigung und Selbstwertstärkung einhergeht. Hier sind wir wieder beim Begriff der Selbstwirksamkeit angekommen. Wenn Menschen die Überzeugung haben, die Stressoren – im Sinne von Herausforderungen – meistern zu können, so wird dies nicht mit Gesundheitsschädigung in Verbindung gebracht.

Nun kann man aber die Menschen nicht unendlich mit Stressoren belasten, ohne dass sie an ihre Grenze stoßen. Selbstwirksames Verhalten kann dann aber auch bedeuten, Grenzen zu setzen, Unterstützung zu holen, nein zu sagen. Es ist ein falsch verstandenes Verständnis von Resilienz und Selbstwirksamkeit zu glauben, dass jeder Mensch sich immer weiter – grenzenlos – optimieren könne.

Die Grenzen, ab wann Menschen Stressoren als belastend erleben, sind individuell unterschiedlich. Während der eine mit Freuden Geschäftsreisen absolviert, ist es für einen anderen ein Grauen und mit heftigen Migräneattacken verbunden. Manche Eltern können fünf Kinder mit Lockerheit großziehen, andere sind schon mit einem Kind stark überfordert. Für manche Menschen sind Vorträge vor großem Publikum belebend, andere haben tagelang schlaflose Nächte. Während eine Person die Kritik ihres Vorgesetzten annehmen und akzeptieren kann, stellt sie für eine andere Person eine nicht bewältigbare Kränkung dar.

Neben der Unterscheidung zwischen subjektiver und objektiver Stressqualität hat die Arbeitsgruppe von Ballweg und Seeher (Ballweg et al., 2013) noch den Begriff der existenziellen Dimension ergänzt. Zentral ist dabei die Sinnhaftigkeit – und alle Faktoren, die eine Person außerhalb des Leistungskontextes ausmachen. Aus der Beobachtung, aber auch aus zahlreichen Studien wissen wir, dass Menschen, wenn Sie etwas für sinnstiftend halten, sich deutlich mehr engagieren können, »Herzblut« zeigen und auch Widerstände besser überwinden können. Die Sinnhaftigkeit kann aber auch eine Falle darstellen, wie wir von den »erschöpften Helfern« wissen,

Menschen, die aufgrund eigener Überzeugungen über ihre Grenzen gegangen sind. Die existenzielle Dimension zeigt aber auch auf, dass der Mensch nicht nur ein »Arbeitstier« ist. Vieles, was seine Vitalität ausmacht, was ihm langfristig wichtig ist, besteht außerhalb des Leistungs- und Arbeitskontextes. Dazu gehören Freundschaften, Paarbeziehungen, Kinder, Kreativität, Naturerleben, Kunstgenuss, Spiritualität.

Der Einbezug der existenziellen Dimension in die ganzheitliche Erfassung eines Menschen ist gerade im Zusammenhang mit Burnout ein wichtiger Faktor. Im Rahmen einer Burnout-Symptomatik setzen sich viele Patientinnen und Patienten mit existenziellen Themen, wie der Sinnhaftigkeit ihrer beruflichen Tätigkeit, aber auch mit der Qualität ihres Lebens, dem Wunsch nach erfüllter Partnerschaft und tragenden Freundschaften, auseinander.

3.3 Psychophysiologie des Stresses

Der Physiologe Selye hat wesentlich zur Verbreitung des Stressbegriffes beigetragen. Er hat 1936 ein allgemeines Anpassungssyndrom beschrieben (Selye, 1936), mit einer Phase der Alarmreaktion, während derer es einerseits zur erhöhten Ausschüttung von Adrenalin und Noradrenalin kommt und andererseits über das Hypophysen-Nebennierenrindensystem zur Kortikoidausschüttung.

- Widerstands- und Adaptationsphase, wo die Kräfte mobilisiert werden, um sich der veränderten Umgebung anzupassen, gefolgt von einer
- »Erschöpfungsphase«, die eintritt, wenn die Person zu lange dem Stressor ausgesetzt ist oder keinen Widerstand mehr dem Stressor entgegensetzen kann.

Die Selye nachfolgende Stressforschung hat dem Anpassungssyndrom insbesondere noch zwei Dimensionen hinzugefügt, nämlich die wahrgenommene Kontrollierbarkeit eines Stressors sowie die Dimension der Aktivität/Passivität des eingesetzten Bewältigungsverhaltens. Diese Dimensionen entsprechen den bereits zuvor erwähnten Einflussfaktoren, ob Stress also als aktiv kontrollierbar wahrgenommen wird oder die Person sich ihm ohnmächtig ausgeliefert fühlt.

In einem neueren Stresskonzept (Schulz & Gold, 2006) werden zwei Formen des körperlichen Gleichgewichts unterschieden: Die Homöostase und die Allostase. In der Homöostase werden lebenswichtige Parameter konstant gehalten, wie z.B. der pH-Wert oder die Körpertemperatur, während in der Allostase die Stabilität durch adaptive Veränderung aufrechterhalten wird. Dabei wird der Sollwert nicht konstant gehalten, wie in homöostatischen Systemen, sondern adaptiv verändert. Die adaptiven Prozesse haben dann negative Konsequenzen, wenn sie entweder zu häufig benötigt werden oder zu lange dauern, und damit den Körper überfordern. Die Stressreaktionen werden über die Hypothalamus-Hypophysen-Nebennierenrinden-Achse (HPA-Achse) und das sympathische Nervensystem gesteuert. Der

Hypothalamus schüttet das Corticotropin-releasing-Hormon (CRH) aus, was zur Produktion von Adrenocorticotropin (ACTH) in der Hypophyse führt, was dann wiederum in der Nebennierenrinde zur Produktion von Kortisol führt. Kortisol hat nachhaltige Effekte auf nahezu alle Organe des Körpers und insbesondere auch auf das Immunsystem. Die HPA-Achse steht auch in Verbindung mit dem sympathischen Nervensystem, das die Ausschüttung von Adrenalin und Noradrenalin aus dem Nebennierenmark steuert. Je nach Dauer der psychischen Belastung haben diese sogenannten Stressmediatoren nachteilige Effekte. So führen z. B. Adrenalin und Noradrenalin zu chronischen Blutdruckerhöhungen, Kortsiol zu Gedächtnisstörungen und zu einer Schwächung des Immunsystems, Distress und Krankheitsentstehung.

Als Krankheitsfolgen wurden insbesondere die Herz-Kreislauf-Erkrankungen näher erforscht. Die fortdauernde Ausschüttung von Adrenalin und Noradrenalin führt zu Störungen der Herzfrequenz, zu hohem Blutdruck und Störungen des Myokardstoffwechsels und der Reizleitung des Herzens. Mit begünstigt werden vermutlich diese Entwicklungen durch mit dem Stress einhergehende Verhaltensweisen wie Rauchen, Fehl- bzw. Überernährung und Bewegungsmangel. Am berühmtesten in diesem Zusammenhang ist die sogenannte Whitehall-Studie an über 17.000 Beschäftigten des öffentlichen Dienstes in London. In dieser Studie konnte ein eindeutiger Zusammenhang zwischen niedriger beruflicher Position und Mortalitätsrate durch Herz-Kreislauf-Erkrankungen und damit verbundene negative Stresserfahrungen festgestellt werden.

Die mit den negativen Stresserfahrungen zusammenhängende Kortikoid-Ausschüttung wirkt sich über eine Hemmung der Immunfunktionen auch negativ auf das Immunsystem aus. In der praktischen Erfahrung mit Burnout-Patienten macht sich dieser Umstand in einer erhöhten Infektionsanfälligkeit bezüglich Erkältungen oder grippaler Infekte bemerkbar. Die Immunabwehr wird durch dysfunktionale Verhaltensweisen (rauchen und Alkohol trinken, mangelnder Schlaf) der Betroffenen noch weiter geschwächt.

Bei der Verarbeitung von Stresserfahrungen gibt es neben den direkten Verarbeitungsmechanismen auch indirekte, also mittelbare Zusammenhängen. Dies gilt zum Beispiel für alle durch Substanzgebrauch, wie z. B. Alkoholmissbrauch, vermittelten körperlichen Folgeerkrankungen. Alkohol ist ein gleichermaßen beliebtes wie gefährliches Sedativum. Es beruhigt bestens und wirkt ausgesprochen angstlösend, was Alkohol insbesondere für Menschen mit sozialen Ängsten attraktiv macht. Außerdem wirkt der Alkohol schlafanstoßend.

Die Nachteile sind ebenfalls bekannt: die lebertoxische Wirkung wie die Auswirkungen auf das Nervensystem sind »nur« die langfristigen Auswirkungen. Mittelfristig entsteht bei regelmäßigem Gebrauch das Risiko eines Abhängigkeitssyndroms, bei dem die erwünschte Wirkung nur noch durch fortdauernde Dosissteigerungen erreicht werden kann. Letztendlich droht bei regelmäßigem Konsum größerer Mengen von Alkohol Kontrollverlust mit den entsprechenden Folgen für das Sozialleben, einschließlich negativer Folgen am Arbeitsplatz. Auch die erhofften kurzfristigen Wirkungen, wie z. B. die schlafanstoßende Wirkung des Alkohols, werden mit der Zerstörung der Schlafarchitektur erkauft: Zwar kann man besser einschlafen, wacht aber nachts wiederholt auf und fühlt sich am nächsten Morgen wenig ausgeruht.

Andere missbräuchlich verwandte Substanzen haben andere, aber bei längerfristigem Gebrauch ebenso schädliche Folgen. Sei es der Gebrauch von Benzodiazepinen, Amphetaminen oder anderer Substanzen wie Kokain oder Cannabis. Der Wirkstoff THC im Cannabis führt bei extensivem Gebrauch zu einem amotivationalen Syndrom und verstärkt unter Umständen vorbestehende Arbeitsstörungen erheblich.

4 Risikofaktoren und Ursachen – Stressoren

Faktoren, die die Entwicklung eines Burnouts begünstigen, können in vier verschiedene Kategorien differenziert werden (Schulze, 2005):

- Persönlichkeitsmerkmale
- Merkmale der Stressverarbeitung
- arbeitsbezogene Einstellungen
- Jobmerkmale und Aspekte des Organisationsumfeldes

4.1 Persönlichkeitsmerkmale (aus psychologischer Sicht)

Natürlich ist nicht jede Person dem gleichen Risiko ausgesetzt, ein Burnout zu entwickeln. Das beginnt damit, dass Menschen in der Regel Berufe zu wählen versuchen, die ihrem Persönlichkeitstyp entsprechen. Garden (1991) unterscheidet dabei die sogenannten »gefühlsorientierten« von den »denkorientierten« Typen. Denkorientierte Persönlichkeitstypen interessieren sich für technische Berufe, sie werden Ingenieure oder landen im Management. Persönlichkeitstypen, die gefühlsorientiert sind, wählen hingegen eher Gesundheitsberufe, therapeutische Tätigkeiten oder Lehr- und Ausbildungstätigkeiten. Mit diesen Berufswünschen sind natürlich bestimmte Erwartungen an die Arbeitswelt und Verhaltensmuster im Beruf verknüpft. Plakativ wird dabei zwischen »High-Touch«- und »High-Tech«-Berufen unterschieden. Die »High-Touch«-Berufe beinhalten ein Interesse für Menschen, Einfühlsamkeit sowie Sorge und Aufmerksamkeit für andere. High-Tech-Berufe sind durch ein Interesse für Dinge gekennzeichnet. Erfolgsorientierung und eine Tendenz, andere zu vernachlässigen, stehen im Vordergrund.

Die High-Tech-Persönlichkeitsstruktur wird auch eher als hartgesotten (»hardy«) bezeichnet (Schulze, 2005). Das Wort »hardy« lässt sich nur schwer mit »hartgesotten« übersetzen, ist es doch überwiegend positiv konnotiert. Der Begriff meint, dass die betroffene Person aktiv in ihre Alltagsgeschäfte involviert und dabei zuversichtlich gestimmt ist, wie auch offen für Neues sowie prinzipiell der Meinung, ihre Aufgaben bewältigen zu können. Diese Persönlichkeitszüge wirken sich positiv auf alle drei von Maslach definierten Dimensionen von Burnout (▶ Kap. 2.3) aus (Pierce

4 Risikofaktoren und Ursachen – Stressoren

& Molloy, 1990): Sie zeigen geringere Zeichen einer emotionalen Erschöpfung, sind ihren Kunden zugewandter und vertrauen ihren Leistungen.

Andere wichtige Faktoren sind die bereits zuvor genannten Kontrollüberzeugungen: Bestimme ich mein Leben selbst, übernehme ich Verantwortung für mein Tun oder werde ich durch die Umwelt bestimmt (internaler versus externaler Attribuierungsstil). Ein internaler Attribuierungsstil ist mit einem geringeren Burnout-Risiko, ein externaler Attribuierungsstil mit einem größeren Burnout-Risiko verbunden. Wie aus den vorgängigen Ausführungen schon deutlich wurde, wirkt sich ein aktiver, selbstbestimmter Arbeitsstil positiv auf die Arbeitszufriedenheit aus, während ein passiv-rezeptiver Arbeitsstil für ein Burnout-Syndrom prädestiniert (Enzmann, 2006).

Ein weiteres Persönlichkeitsmerkmal ist die Unterscheidung, wie Personen sich ihre jeweiligen Erfolge bzw. Misserfolge »erklären«. Ein ganzer Zweig der Sozialpsychologie beschäftigt sich mit diesen Erklärungsmustern, die Attributionsforschung. Erfolgsattribuierte Menschen schreiben den Erfolg regelhaft ihren persönlichen Fähigkeiten zu, während ein Misslingen mit Pech erklärt wird. Misserfolgsorientierte Menschen funktionieren umgekehrt. Wenn etwas gelingt, glauben sie, dass das Glück war, und wenn etwas misslingt, schreiben sie das ihren (mangelnden) persönlichen Eigenschaften zu. Es ist leicht ersichtlich, dass ein misserfolgsorientierter Attributionsstil kein günstiges Arbeitsmerkmal für eine betroffene Person sein kann: Ist sie doch am Misserfolg immer schuld, während der Erfolg auf externe Faktoren wie Glück zurückgeführt wird. Ein misserfolgsorientierter Attributionsstil ist dem persönlichen Selbstbewusstsein besonders abträglich, während ein erfolgsorientierter Attributionsstil hingegen kaum Selbstzweifel aufkommen lässt.

»Typ-A-Verhalten« wird ebenfalls mit erhöhtem Burnout-Risiko assoziiert (Schulze, 2005). Menschen mit dem Persönlichkeitstypus A sind wettbewerbsorientiert, sie präferieren einen erfolgsorientierten Lebensstil, oft auch Arbeiten unter Zeitdruck. Ihnen ist es wichtig, Kontrolle über ihre Umwelt auszuüben. Typ-A-Verhalten wird auch mit einem erhöhten Risiko für stressinduzierte Krankheiten in Zusammenhang gebracht, besonders mit Herz-Kreislauf-Erkrankungen (Miller et al., 1996).

Schließlich haben sich verschiedene Studien mit dem Zusammenhang zwischen dem gut bekannten und weithin akzeptierten 5-Faktoren-Persönlichkeitsmodell (McCrae & John, 1992) und Burnout beschäftigt. Die 5 Faktoren umfassen die folgenden Dimensionen: (1) Neurotizismus, (2) Extraversion, (3) Offenheit für neue Erfahrungen, (4) Freundlichkeit/Verträglichkeit und (5) Gewissenhaftigkeit. Es scheinen insbesondere neurotische Persönlichkeiten (d.h. Personen mit Neigung zu Ängstlichkeit, Empfindlichkeit, Depression und Feindseligkeit) besonders Gefahr zu laufen, ein Burnout, v.a. ein emotionales Erschöpfungssyndrom, zu entwickeln. Häufig neigen Menschen mit neurotischen Persönlichkeitszügen dazu, Dinge negativ wahrzunehmen und darzustellen (Schulze, 2005). Personen, die nur niedrige Werte auf der Dimension Freundlichkeit/Verträglichkeit aufweisen, tendieren insbesondere zu einem entsprechend unfreundlichen Umgang mit ihrem Umfeld, z.B. auch mit Kund/-innen.

Eine Review-Arbeit zu dem 5-Faktoren-Persönlichkeitsmodell und Burnout bestätigte den positiven Zusammenhang zwischen Neurotizismus und Burnout, wohingegen Extraversion, Offenheit und Verträglichkeit protektive Faktoren darstellen (Angelini, 2023).

4.2 Merkmale der Stressverarbeitung

Erhöhte Stressvulnerabilität führt zu einem stärkeren Burnout-Risiko (von Känel & Egle, 2020). Häufig findet man bei diesen Menschen eine erhöhte Anfälligkeit für Schlafstörungen, aber auch ein »Kopfkino«, eine Grübelneigung, ohne dass diese »kognitiven Schlaufen« zu einem sinnvollen Ergebnis kommen. Die erhöhte Stressvulnerabilität kann auch mit biologischen Parametern, wie Herzratenvariabilität oder einem Stresstest beim Biofeedback, dargestellt werden.

Die Stressachsen werden schon früh programmiert, in der frühen Kindheit und sogar schon in der Schwangerschaft. Aber auch traumatisierende Lebensereignisse im Erwachsenenalter haben einen Einfluss auf die Entwicklung der Stressvulnerabilität.

Besonders schwerwiegend für ein erhöhtes Erkrankungsrisiko von Stressfolgeerkrankungen sind in der Kindheit erfahrener sexueller Missbrauch, körperliche und seelische Gewalt, Vernachlässigung, Aufwachsen in einer Umgebung mit häuslicher Gewalt sowie Trennung von engen Bezugspersonen (Heim et al., 2020). Auch weniger dramatische Bedingungen können zu einer Verletzung der Grundbedürfnisse des Kindes mit Folgen für seine Resilienz im späteren Leben führen, dazu gehören Ausgrenzungserleben, Bezugspersonen, deren Verhalten unkalkulierbar ist, oder übermäßig ängstliche und kontrollierende Eltern.

Psychosoziale Belastungen in der Kindheit führen zu Formen von Konfliktbewältigung, welche als »maladaptiv« bezeichnet werden können, dazu gehört (Nickel & Egle, 2001):

- »Alles ›schlucken‹, nicht Nein sagen können«
- »Wutausbrüche (›blinde Wut‹)«
- »Sich durch andere schnell bedroht fühlen (Misstrauen)«
- »Vergessen«/Verdrängung«
- »Fehlende Erinnerung für bestimmte Zeit (Dissoziation)«
- »Körperliche Beschwerden entwickeln und sich mit diesen stattdessen beschäftigen«

Stress in der Kindheit führt zu neurobiologischen Veränderungen, dysfunktionalem Verhalten (übermäßige Wachsamkeit gegenüber Bedrohungen, Misstrauen gegenüber anderen, schlechte soziale Beziehungen, gestörte Selbstregulierung und ungesunde Lebensstilentscheidungen) und endokrinen und vegetativen Veränderungen, die zu einer Vulnerabilität im Umgang mit Stressoren führen.

4.3 Arbeitsbezogene Verhaltens- und Erlebnismuster

Schaarschmidt und Fischer (Schaarschmidt & Fischer, 1997) haben einen Fragebogen entwickelt, in welchem sie individuelle Bewältigungsmuster im Arbeitskontext in Typen kategorisiert. In dem Fragebogen werden 66 Aussagen mit Bezug auf Einstellungen, Erfahrungen und Gedanken hinsichtlich der persönlichen Arbeitssituation beschrieben. Drei Bereiche werden im Speziellen erfragt, und zwar Art und Umfang des Arbeitsengagements, die Widerstandsfähigkeit und die damit verbundenen Emotionen. Daraus ergeben sich nach Schaarschmidt und Fischer vier Klassifikationstypen:

Der gesund ambitionierte Typ

Der gesund ambitionierte Typ ist eher geizig im Beruf, das heißt, die Arbeit hat eine hohe subjektive Bedeutsamkeit für ihn/sie. Er/sie ist ehrgeizig, aber auch bereit sich einzusetzen und gegebenenfalls zu verausgaben. Er oder sie möchte gut sein. Dieser Typ kann sich in der Regel gut emotional von der Arbeit zu distanzieren. Er/sie weist eine hohe Stressresistenz auf, indem Probleme offensiv bewältigt werden, und lässt sich nicht so schnell entmutigen. Diese Person zeigt eine hohe Arbeits- und Lebenszufriedenheit und verfügt in aller Regel auch über eine gute soziale Unterstützung. Er/sie kann seine/ihre Freizeit genießen und abschalten, um dann wieder mit voller Kraft sich der Arbeit zuzuwenden.

Der Schonungstyp

Der Schonungstyp ist wie der vorgenannte Persönlichkeitstyp relativ wenig gefährdet ein Burnout zu entwickeln. Das hängt damit zusammen, dass der Schonungstyp relativ wenig beruflichen Ehrgeiz aufweist. Der Beruf dient vorwiegend dem Lebensunterhalt, während Befriedigung außerhalb des Berufs gesucht wird. Diese Menschen haben eine niedrige Verausgabungsbereitschaft und sind gut in der Lage, sich von allen ihnen übertragenen Aufgaben und Anforderungen zu distanzieren bzw. ihre Aufgaben anderen Personen wo immer möglich zu übertragen. Das niedrige Engagement ist nicht Ausdruck von Resignation, sondern der Versuch, möglichst »schlank« durchs Leben bzw. durch das Berufsleben zu kommen. Eine solche Person weist eine gute innere Ausgeglichenheit auf, ist zufrieden mit ihrem Leben und erfährt außerhalb des Berufes viel soziale Unterstützung.

Der überhöht engagierte Typ

Dieser und der nachfolgende Persönlichkeitstyp sind Typisierungen mit einem relativ hohen Burnout-Risiko.

Charakteristisch ist ein hohes Maß an Perfektionismus und eine exzessive Verausgabungsbereitschaft. Als Konsequenz hat eine Person dieses Typs Probleme, sich emotional von der Arbeit zu erholen und abzuschalten. Oft kommt es auch zu Resignationstendenzen. Diese Resignationstendenzen sind nicht zuletzt Folge der eingeschränkten Bewältigungsfähigkeiten im Umgang mit Stress. Eines der Hauptprobleme dieses Typus ist die sogenannte »Gratifikationskrise«: Eine Person dieses Typs zeigt maximale Anstrengungen und hat das Gefühl, keine entsprechende Anerkennung von Kollegen, Kolleginnen oder Vorgesetzten zu erhalten. Dieser Typ »flüchtet« nicht selten in somatische Gesundheitsstörungen, zeigt eine erhöhte Anfälligkeit für Infektionskrankheiten etc.

Der resignierte Typ

Der resignierte Typ weist insgesamt eine niedrige Arbeitsmotivation auf. Die Arbeit ist subjektiv nicht sehr bedeutsam, trotzdem hat diese Person größte Schwierigkeiten abzuschalten. Sie weist außerdem eine reduzierte Stressresistenz auf, das heißt, geringe Anforderungen führen schon zu relativ starken Stressreaktionen bei der betroffenen Person. Diese Person hat außerdem eine niedrige Widerstandsfähigkeit und erlebt wenig positive Gefühle während der Arbeit. Auch diese Person weist ein hohes Burnout-Risiko auf.

4.4 Arbeitsbezogene Einstellungen

Eines der größten Risiken, ein Burnout Syndrom zu entwickeln, sind unrealistische Erwartungen an die Arbeit. Menschen mit unrealistisch hohen Erwartungen haben meistens auch überhöhte Leistungsansprüche an sich selbst, mit der Tendenz, sich (und gegebenenfalls andere) zu überfordern. Hohe Leistungsansprüche an sich und nicht Nein sagen können wird oft von Arbeitgeberseite positiv wahrgenommen, die Kehrseite ist jedoch, dass diese Mitarbeitenden ein erhöhtes Risiko für Arbeitsausfälle zeigen.

Mehr Arbeit heißt aber auch größeres Risiko für Fehler und eventuell negatives Feedback von Vorgesetzten. Dies wird v. a. dann ein Problem, wenn die besonderen Anstrengungen in aus Sicht der so engagierten Person nicht angemessen gewürdigt werden, was zu Enttäuschungen und Frustrationen führt. Somit sind Menschen, die über längere Zeit hinweg sehr intensiv bis übermäßig arbeiten, sehr gefährdet. Dies spielt vor allem dann eine Rolle, wenn Erholungsphasen und Ausgleichsaktivitäten zu kurz kommen (Schulze, 2005).

Es stellt sich bei vielen besonders engagierten Mitarbeitenden die Frage, welche identitätsstiftende Rolle die Arbeit im Leben einnimmt, wenn es neben dieser keinen anderen Schwerpunkt im Leben gibt und somit die Arbeit das Herzstück des Lebensinhalts darstellt. In diesen Fällen muss die Arbeit Funktionen erfüllen, für die sie als auf die Erledigung spezifischer, meist fremdgestellter Aufgaben zugeschnittener Bereich nicht primär geschaffen ist – wie z. B. Bestätigung der eigenen Person, Zuneigung, Geborgenheit, Persönlichkeitsentwicklung etc. In diesen Bereichen erlebte Defizite können so schnell zu einer Sinnkrise führen.

Engagement gilt in der Organisationspsychologie eigentlich als Indikator für zufriedene Mitarbeitende, als ein protektiver, gesundheitserhaltender Faktor (Demerouti & Nachreiner, 2018). Auf der anderen Seite wird hohes berufliches Engagement bei verschieden Burnout-Konzeptualisierungen auch als Risikofaktor genannt (Schulze, 2005). Gerade die leistungsorientierten und verantwortungsbewussten Mitarbeitenden werden im klinischen Kontext als Burnout-gefährdet beschrieben, bedingt durch zu geringe Selbstfürsorge und das Risiko für Gratifikationskrisen. Im Modell beruflicher Gratifikationskrisen führt Siegrist den Begriff des »overcommitment« ein, eine übersteigerte berufliche Verausgabungsneigung (Siegrist, 2013). Es scheint also einen Kippunkt vom als protektiv betrachtetem Engagement zum Überengagement zu geben, letzteres einhergehend mit einem erhöhten Burnout-Risiko.

Der Zusammenhang zwischen berufsbezogenen Erwartungshaltungen und Burnout ist komplex (Schulze, 2005). So wird z. B. empfohlen, in dieser Diskussion zwischen Erwartungen an sich selbst im Beruf und spezifischen ergebnisbezogenen Erwartungen zu unterscheiden. Diese können auf sich auf unterschiedliche Art entwickeln und scheinen auf verschiedene Weise mit einzelnen Burnout-Komponenten im Zusammenhang zu stehen (Schaufeli & Enzmann, 1998). Im Gesundheitswesen können zum Beispiel mit zunehmender Erfahrung die Erwartungen an Therapieerfolge sinken – und zwar im Sinne einer realistischeren Einschätzung der Möglichkeiten nach anfänglicher Erwartung einer Allmacht medizinischer Interventionen. So hilft es für Gesundheitsfachpersonen, wenn sie auch kleine Fortschritte im Rahmen ihrer Bemühungen um die Patienten und Patientinnen würdigen. Ein realistischer Optimismus und der Glaube an die eigenen Handlungsmöglichkeiten ist aber auch Burnout-protektiv, wie eine Studie zeigte, die optimistische und pessimistische Sozialarbeiter/-innen verglich (Koeske & Kirk, 1995).

Unrealistische Erwartungen an den Beruf sind ein »Privileg« von Berufsanfängerinnen und -anfängern. Da diese meistens über viel Theorie und wenig Praxis verfügen, ist es auch für sie besonders schwierig, beides miteinander zur Deckung zu bringen. Die Phase der Idealisierung wird in der Regel abgelöst von einer Enttäuschungsphase im Beruf. Dieser Anpassungsprozess ist dann besonders risikoreich im Hinblick auf die Entwicklung eines Burnout-Syndroms, wenn der Berufseinsteiger/ die Berufseinsteigerin nicht bereit oder in der Lage ist, die eigenen unrealistisch hohen Erwartungen an den Beruf der Realität anzupassen. Er oder sie wird zwangsläufig immer wieder von der Berufsrealität enttäuscht werden. Die für die Berufspraxis erforderlichen Fähigkeiten werden erst im Laufe einer längeren Anpassungsphase von den Betroffenen erarbeitet. Sich organisieren und strukturieren zu können, sich positiv abgrenzen zu können, auch mal Nein sagen zu können etc., all diese Fähigkeiten sind das Ergebnis einer längeren Berufspraxis. Sind aber die Persönlichkeitsvoraussetzungen einer Person nicht günstig und erweist sich das berufliche Umfeld als nicht sonderlich förderlich in diesem Anpassungsprozess, misslingt er mit der Folge, dass das Risiko, ein Burnout-Syndrom zu entwickeln, steigt.

4.5 Jobmerkmale sowie Aspekte des Organisationsumfelds

Auf Betriebsebene gibt es bestimmte »red flags«, welche Warnzeichen für eine hohe psychische Belastung im Unternehmen darstellen (Kleinlercher et al., 2015):

- dauerhaft hoher Krankenstand
- hohe Mitarbeitendenfluktuation
- nachlassende Qualität der Produkte bzw. der Dienstleistungen
- sinkende Produktivität des Unternehmens
- sinkende Innovationsfähigkeit des Unternehmens
- häufige Konflikte zwischen Mitarbeitenden bzw. zwischen Mitarbeitenden und Führungskräften
- sinkende Motivation & Engagement
- mehr Unfälle
- mehr Fehler
- mehr geleistete Überstunden

Auch wenn die Entwicklung einer chronischen Erschöpfung im Arbeitskontext ein individuelle Entwicklung ist, gibt es Faktoren im Arbeitsumfeld, welche dazu prädestinieren (Maslach et al., 2012):

- zu hohe Arbeitsbelastung
- wahrgenommener Mangel an Kontrolle
- unzureichende Belohnung für Anstrengungen
- Fehlen einer unterstützenden Gemeinschaft
- Mangel an Fairness
- nicht übereinstimmende Werte und Fähigkeiten

Bei den arbeitsbezogenen Einflussfaktoren auf Burnout lassen sich dabei vier Gruppen unterscheiden (Schulze, 2005):

1. quantitative Anforderungen
2. qualitative oder klienten-/kundenbezogene Anforderungen
3. soziale Unterstützung
4. die Selbstbestimmtheit von Arbeitsaufgaben beeinflussende Faktoren

Dabei stellen die beiden ersten Aspekte Arbeitsanforderungen dar, die beiden zweiten arbeitsbezogene Ressourcen.

4.5.1 Quantitative Anforderungen: Arbeitsbelastung und Zeitdruck

Zwischen hoher Arbeitsbelastung und Zeitdruck einerseits sowie Burnout andererseits besteht ein deutlicher Zusammenhang. Eine Metaanalyse von elf einschlägigen Studien zeigt, dass diese quantitativen Arbeitsmerkmale zwischen 25 % und 50 % der Varianz von Burnout erklären (Lee & Ashforth, 1996). Besonders emotionale Erschöpfung hängt stark mit der Menge der zu erledigenden Arbeit zusammen. Zudem ist bei Beschäftigen mit hohen Wochenarbeitszeiten sowie mit hohen Fall-/Kundenzahlen das Burnout-Risiko erhöht (Maslach & Jackson, 1984).

Als erschwerende Arbeitsbedingungen wurden definiert:

- fehlende oder unzureichende Information durch die Vorgesetzten oder Kolleg/-innen
- unklare Zielvorgaben
- zu viele Arbeiten, ohne die Möglichkeit zu priorisieren
- mangelndes positives Feedback
- wenig Gesprächsmöglichkeiten

- Änderungen der Arbeitsbedingungen ohne vorherige Absprache
- mangelndes Verständnis von Vorgesetzten und Kolleg/-innen für Schwierigkeiten im beruflichen und privaten Bereich

4.5.2 Qualitative oder klienten-/kundenbezogene Anforderungen

Ein wichtiger Faktor für ein erhöhtes Burnout-Risiko ist es, ob man direkt mit den Kund/-innen oder Patient/-innen Kontakt hat. Diese Form von Kontakten stellt erhöhte Anforderungen an die jeweiligen kommunikativen Kompetenzen der Mitarbeitenden eines Betriebs. Weiter ist damit verbunden, dass solche Außenkontakte auch immer das Risiko beinhalten, ein negatives Feedback zu erhalten. Bei den Klienten-/Kundenkontakten spielt es auch eine Rolle, wie viele Klient/-innen oder Kund/-innen man zu betreuen hat. Es ist intuitiv einleuchtend, dass die Betreuung einer größeren Zahl von Klient/-innen oder Kund/-innen mit mehr Belastungen für die Mitarbeitenden verbunden ist. Hinzu kommt auch, dass zumindest in Sozialberufen oder im Gesundheitswesen die Schwere des Problems oder der Gesundheitsstörung der Klient/-innen ein Belastungsfaktor für sich selber darstellen kann.

Für die beiden vorgenannten Arbeitsmerkmale, das heißt Arbeitsbelastung und -druck auf der einen Seite und direkter Kontakt mit Kund/-innen auf der anderen, spielt es dann auch noch eine relativ große Rolle, ob diese Tätigkeiten mit Rollenkonflikten bzw. einer bestimmten Rollenambiguität verbunden sind (Pfennig &

Hüsch, 1994; Schulze, 2005). Von einem Rollenkonflikt spricht man dann, wenn gleichzeitig gegensätzlich Anforderungen erfüllt werden müssen (z.B. bei Bewährungshelfer/-innen, die gleichzeitig eine erzieherische, rehabilitative und eine disziplinierende, bestrafende Rolle wahrnehmen) (Schulze, 2005). Ein Rollenkonflikt in der direkten Arbeit im Gesundheitswesen ist es beispielsweise, wenn man Patient/-innen auf ihr gesundheitsschädigendes Verhalten einerseits hinweisen muss und andererseits die Folgeerkrankungen behandelt. Ein Beispiel für Rollenambiguität im Bereich des Gesundheitswesens wäre, dass die Zahl die Arbeitsstunden der Mitarbeitenden im Prinzip genau festgelegt wird, implizit aber ein größerer Arbeitseinsatz, der über die offiziellen Arbeitsstunden hinausreicht, erwartet wird. Ein anderes Beispiel für Rollenambiguität sind unklare Aufgabenfelder, wie sie offiziell deklariert werden und wie die Realität aussieht.

Wichtig für Mitarbeitende ist deshalb, dass sie so weit wie möglich durch die Vorgesetzten mit Informationen über ihre Aufgabe versehen werden. Anweisungen wie »Mach das mal!« sind in der Regel nicht genug, weil der/die Mitarbeitende, der/die mit der Durchführung beauftragt ist, die Rahmenbedingungen einer Aufgabe häufig gar nicht richtig einschätzen kann. Sofern Änderungen in der Arbeitssituation auftreten sollten, müssen diese prospektiv mit den betroffenen Personen ab- und besprochen werden. Es kann ungemein frustrierend sein, wenn der Arbeitszug auf einer bestimmten Schiene läuft, um im Nachhinein zu erfahren, dass die Rahmenbedingungen für das Aufgabenpaket sich inzwischen geändert haben.

Das sogenannte »secret keeping«, also die Mitarbeiter nur mit den allernötigsten Informationen zu versehen, steht in einer ganz alten hierarchischen Tradition der Führung von Mitarbeitenden. Es demotiviert die diese und führt nicht selten nur zu Pseudoaktivitäten, die nicht zielführend sind.

4.5.3 Soziale Unterstützung

Mangelnde soziale Unterstützung ist ein bedeutender Burnout-Risikofaktor (Schulze, 2005). Ein weiterer negativer Faktor ist mangelndes Feedback über die Qualität der geleisteten Arbeit (Lee & Ashforth, 1996; Schulze, 2005). Soziale Unterstützung und eine Feedbackkultur sind somit wichtige Führungsaufgaben. Dies schließt eine kritische Kommentierung weniger gelungener Arbeitsschritte nicht aus. Das Feedback sollte eingebettet sein in ein Gesamtfeedback, das der betroffenen Person für die weiteren Arbeiten Entwicklungsmöglichkeiten offenlässt. Der Satz »Solange ich nichts sage, ist alles in Ordnung« demotiviert die Mitarbeitenden und führt zu einem schlechten Arbeitsklima.

All diese kritischen Arbeits- und Organisationsmerkmale verstärken sich noch mehr, wenn in einem Betrieb/einer Institution nicht über diese Arbeits- und Organisationsmerkmale diskutiert wird. Alle Mitarbeitenden benötigen in der Regel ein Feedback von ihrem/ihrer Vorgesetzten, ob sie zum einen die Erwartungen erfüllen und wie sie mit bestimmten Konflikten umgehen sollten bzw. umgegangen sind. Bleibt diese Art von Feedback aus, wird dies in der Regel von Mitarbeitenden als unangenehm erlebt.

Für Vorgesetzte ist es auch wichtig zu wissen, dass Mitarbeitende, die bei einer bestimmten Aufgabenzuteilung nicht »widersprechen«, prinzipiell noch Raum für Zusatzaufgaben haben. Es mag für eine/-n Mitarbeitende/-n viele Gründe geben, warum er oder sie nicht widerspricht. Wenn also ein/-e Vorgesetzte/-r eine/-n Mitarbeitenden mit einem ganzen Paket an Aufgaben überhäuft, ist es an beiden, Prioritäten setzen zu können. Wenn es klar ist, dass nicht alle Aufgaben gleichzeitig gelöst werden können, muss der/die Vorgesetzte dem/der Mitarbeitenden mitteilen, welche aus seiner/ihrer Sicht die wichtigsten und die weniger wichtigen Aufgaben sind, bzw. der/die Mitarbeitende muss diese Information von der/dem Vorgesetzten einfordern.

Gründe für Mangel an sozialer Unterstützung im Arbeitsbereich sind (Kleinlercher, 2015; Schulze, 2005; Schwarzkopf et al., 2016):

- unterschiedliche Arbeitsphilosophien
- unterschiedlicher Zugang zu Ressourcen
- starke hierarchische Gliederung
- Gruppenbildung
- steife Arbeitsatmosphäre
- häufiger Wechsel der Mitarbeitenden

4.5.4 Selbstbestimmtheit von Arbeitsaufgaben

Autonomie und Selbständigkeit bei der Erledigung der Arbeitsaufgaben sind wichtige protektive Faktoren. Mitarbeitende mit Entscheidungskompetenzen haben eine höhere Identifikation mit ihrer Tätigkeit, was förderlich ist für ihr Engagement (Karasek et al., 1988; Lee & Ashforth, 1996; Schulze, 2005). Die Selbstbestimmtheit als protektiver Faktor entspricht dem Konzept der Salutogenese nach Antonovsky an. Kohärenzgefühl wird von Antonovsky als gesunderhaltenden Faktor beschrieben. Drei Dimensionen beschreiben das Kohärenzgefühl nach Antonovsky (Eriksson & Lindström, 2007):

- »Die Fähigkeit, die Zusammenhänge des Lebens zu verstehen – das Gefühl der Verstehbarkeit«
- »Die Überzeugung, das eigene Leben gestalten zu können – das Gefühl der Handhabbarkeit oder Bewältigbarkeit«
- »Das Gefühl von Bedeutsamkeit/Sinnhaftigkeit des Lebens«

Bei der Beurteilung von Risikofaktoren eines Individuums oder einer Organisation ist es wichtig, auch die salutogenetischen Faktoren als ausgleichenden Faktor einzubeziehen, insbesondere bei der Bewältigung von außergewöhnlichen Herausforderungen.

4.6 Burnout: Wechselspiel zwischen Individuum und Organisation

Es sind also nicht nur steigende Arbeitsbelastungen, die zu einem Burnout führen (Schulze, 2005). Es ist häufig ein Wechselspiel zwischen ungünstigen Bedingungen auf Arbeits- und Organisationsebene und personenbezogen Faktoren: Besonders gefährdet sind engagierte Mitarbeitende mit hohen Ansprüchen an sich selbst. Vor allem wenn starke Leistungsmotivation gepaart ist mit einer selektiv negativen Wahrnehmung des Erreichten, ist das Risiko besonders hoch. Entscheidend ist dabei, welche Unterstützung Mitarbeitende von ihren Vorgesetzten erhalten. Aus dieser Erkenntnis wurde ein Reziprozitäts- oder Gleichgewichtsmodell abgeleitet (Schulze, 2005): »Werden erbrachte Leistungen einerseits und Gegenleistungen wie Entwicklungsmöglichkeiten, Entscheidungsspielräume, Arbeitsplatzsicherheit und Gehalt anderseits als ausgewogen wahrgenommen, nimmt die Stressbelastung und damit das Burnout-Risiko ab«.

Aus dem Wissen über das Wechselspiel aus organisationalen und individuellen Faktoren für die Entstehung von Stressbelastung und Erschöpfung leitet sich ab, dass sowohl in der Prävention als auch in der Behandlung von Burnout beide Faktoren (»Verhalten« und »Verhältnisse«) berücksichtigt werden müssen. Ein Betrieb mit vielen Konflikten und belasteten Mitarbeitenden, der lediglich auf Yoga-Kurse und Zuschüsse zum Fitness-Abo setzt, ohne seine organisationalen Mängel zu verändern, wirkt für Mitarbeitende zynisch und wird mit seinen Maßnahmen keinen Erfolg haben.

Ebenso sollten in der Therapie von Burnout-Patient/-innen sowohl die individuellen Verhaltensmuster in Stresssituationen bearbeitet als auch die Arbeitssituation thematisiert werden (durch Arbeitgebergespräche, berufliche Neuorientierung, Job-Coaching etc.).

4.7 Gesundheit von Mitarbeitenden

Mitarbeiter und Mitarbeiterinnen, die ein Burnout erleiden, haben unterschiedliche somatische, psychsomatische und psychiatrische Beschwerden (Schulze, 2005). Sehr typisch sind Kopfschmerzen, Rücken-/Nackenschmerzen, Darmbeschwerden. Bei einem fortgeschrittenen Burnout entwickelt sich häufig eine Depression, es können auch Angststörungen, insbesondere Panikattacken, auftreten. Viele körperliche Erkrankungen entwickeln oder verstärken sich unter chronischem Stress, z.B. ein erhöhter Cholesterinspiegel, Herz-Kreislauf-Probleme oder häufige Infekte (Kleiber et al., 1993; Karasek et al., 1988).

Auch wenn die Symptomatik sich zunächst auf den Arbeitsbereich beschränkt, können »Erschöpfung, Motivationsabbau und Zweifel an der eigenen Leistungsfähigkeit« auch auf andere Lebensbereiche übergreifen, mit Konsequenzen für familiäre Beziehungen und das soziale Leben (Schulze, 2005). Probleme im privaten Bereich und mangelnder Ausgleich verstärken das Erleben von chronischem Stress am Arbeitsplatz, was auch als Burnout-Teufelskreis beschrieben wird.

Gleichwohl kann natürlich auch nicht ausgeschlossen werden, dass familiäre Probleme auch Auswirkungen auf die Arbeitssituation einer von Burnout betroffenen Person haben können. Wenn die Ursache-Wirkung-Beziehung zwischen der Arbeits- und Familiensituation nicht klar ist, sollte man in diesem Fall vorzugsweise von »Begleiterscheinungen« von Burnout sprechen. Wenige Untersuchungen deuten auch darauf hin, dass eine Burnout-Situation unter Umständen Partnerbeziehungen auch verbessern kann, wenn ein Paar »in der Not« (wieder) zusammensteht.

4.8 Volkswirtschaftliche Folgen

Wenn Mitarbeitende »ausbrennen« und krankheitsanfällig werden, hat dies auch auf wirtschaftlicher Ebene Folgen (Schulze, 2005). Dazu gehören Krankheitsabwesenheiten (Absentismus), Produktionsausfälle, reduzierte Arbeitsmotivation und Energiemangel mit Konsequenzen für die Produktivität (Schaufeli & Enzmann, 1998; Schulze, 2005).

»Presenteeism« (deutsch: Präsentismus), also das Phänomen, dass Arbeitnehmende zur Arbeit erscheinen in einem Zustand, in dem sie gesundheitlich angeschlagen sind, dort aber nicht die erwarteten Leistungen bringen, ohne dass dies in den Abwesenheitsstatistiken des Unternehmens verzeichnet wird, ist besonders unter hohem Konkurrenzdruck und geringer Arbeitsplatzsicherheit, zu beobachten. Die Folgen von Arbeitsstress auf die Gesundheit der Mitarbeitenden verursachen also Kosten, sowohl für den Arbeitgeber als auch für das Gesundheitswesen.

4.9 Folgen auf Organisationsebene

Burnout hat auch vor dem Auftreten von gesundheitlichen Problemen Folgen auf der Organisationsebene des Betriebs (Schulze, 2005). Mitarbeitende in einem Burnout-Prozess zeigen eine verminderte Zufriedenheit mit ihrer Arbeit auf. Dies manifestiert sich auch in einer mangelnden Identifikation mit den Zielen und Aufgaben des Betriebs (Lee & Ashforth, 1996). Betriebe merken dies häufig zuerst an Kündigungsabsichten und Fluktuation vom Personal. Auch dies verursacht über Rekrutierung, Einarbeitung und Reorganisation wieder Kosten. Auch die Qualität der Arbeit wird dadurch beeinträchtigt, v.a. in Berufen mit einer starken interaktionellen Ebene, z. B. bei Gesundheitsfachpersonen im Kontakt mit ihren Patient/-innen.

4.10 »Nebenwirkungen« – bisher weniger beachtete Burnout-Folgen

Schon in frühen Beschreibungen des Burnout-Syndroms wurde darauf hingewiesen, dass Mitarbeitende mit Burnout auch im Team zu negativen Konsequenzen führen können, dass Burnout »ansteckend« auf andere wirken kann (Schulze, 2005). Grund dafür ist, dass negative Wahrnehmungen auf ein Team übergreifen können. Auch sind durch verminderte Arbeitsproduktivität oder den Ausfall der Burnout-Betroffenen die anderen Teammitglieder stärker belastet und haben selber mehr Arbeitsstress.

Besonders Selbstständige sind, wenn sie von einem Burnout betroffen sind, oft in ihrer wirtschaftlichen Existenz gefährdet. Aber auch Mitarbeitende in einem Angestelltenverhältnis haben mit einem erlittenen Burnout ein erhöhtes Risiko, gekündigt zu werden.

5 Präventionsmöglichkeiten

Als Schlussfolgerungen aus den oben beschriebenen negativen Konsequenzen eines Burnouts erscheint es sinnvoll, Präventionsmöglichkeiten zur Verhinderung von Stress und Burnout am Arbeitsplatz zu etablieren. Dabei gibt es drei Ebenen, um präventiv zu intervenieren:

1. die organisationale Ebene
2. die Schnittstelle zwischen Individuum und Organisation
3. die individuelle Ebene

Bevor im Detail auf die Interventionsebenen eingegangen wird, sollen die Eckpunkte der Ebenen kurz skizziert werden.

Zur Organisationsebene zählen Arbeitsinhalte und Arbeitsumgebung (Schulze, 2005). Ziel ist es, diese zu verbessern und den Fähigkeiten der Mitarbeitenden anzupassen. Arbeitszufriedenheit und Produktivität sind umso besser, desto passender die Tätigkeit für die Mitarbeitenden ist, sie also weder unter- noch überfordert sind. Dabei erscheint es besonders sinnvoll, die Mitarbeitenden in die Veränderungen von Arbeitsabläufen miteinzubeziehen, so dass sie sich auch stärker mit ihrer Tätigkeit und ihrem Betrieb identifizieren. Zur Organisationsebene gehören auch klare Arbeitszeitregelungen, insbesondere eine Begrenzung von Überstunden. Da Mitarbeitende mit Führungsverantwortung besondere Herausforderungen haben (Camenisch et al., 2022), ist es oft hilfreich, wenn sie in diesem Bereich geeignete Fortbildungsmaßnahmen, z. B. Trainings in Mitarbeiterführung und -kommunikation, erhalten. Neben spezifischen auf das Berufsprofil zugeschnittene Maßnahmen unterstützen auch breit angelegte betriebliche Gesundheitsförderungsmaßnahmen die Prävention.

Auf der individuellen Ebene hilft es in Bezug auf die Burnout-Prävention, ein ausgewogenes Verhältnis zwischen Arbeit und Erholung anzustreben. Situationen mit akuter Überlastung können entschärft werden durch Unterstützung seitens Arbeitskolleg/-innen und der Delegation von Aufgaben. Die regelmäßige Integration von aktiver Entspannung in den Alltag (z. B. durch Progressive Relaxation oder Autogenes Training) hat nachweislich präventive Effekte. Alle Maßnahmen, die einen gesunden Lebensstil fördern (Ernährung, Bewegung, Schlaf), haben auch positive Effekte auf Stressresistenz und Belastbarkeit. Spezifische Trainings im Umgang mit Stress können gute Unterstützung bieten.

Wenn Burnout-Symptome zu gesundheitlichen Beeinträchtigungen führen, bedarf es häufig einer professionellen medizinischen Unterstützung und ggf. auch einer Krankschreibung (▶ Kap. 6 und ▶ Kap. 7). In diesem Zusammenhang ist auch zu überprüfen, ob das Tätigkeitsprofil einer betroffenen Person passend ist, gegebenenfalls kommt es auch zu einer beruflichen Neuorientierung.

Gesundheitliche Beeinträchtigungen und Veränderungen der Arbeitsmotivation sollten zu einer konkreten Analyse der Ursachen führen. Diese sollte möglichst konkret sein und die Belastungen auch im Zeitverlauf anschauen. Entscheidend ist dabei, ob es sich um akute oder eher chronische Belastungsfaktoren handelt. Auch die Frage nach verfügbaren Ressourcen zur Bewältigung ist dabei zentral.

In Bezug auf individuelle Präventionsmaßnahmen ist es von großer Bedeutung, dass diese gemeinsam mit organisationalen Maßnahmen angeboten werden, um auch die Verantwortung des Arbeitgebers sichtbar zu machen und nicht nur eine verstärkte Effizienz von Mitarbeitenden einzufordern, die auch als reine Selbstoptimierung interpretiert werden könnte.

5.1 Ressourcenmanagement

5.1.1 Betriebliches Gesundheitsmanagement

Der erste Schritt zum betrieblichen Gesundheitsmanagement ist ein Bekenntnis der Firmenleitung zum betrieblichen Gesundheitsmanagement und den für die Organisation daraus abgeleiteten Verpflichtungen. Im Betrieb sollte es eine verantwortliche Ansprechperson für das betriebliche Gesundheitsmanagement geben. Die Verantwortlichkeit sollte auf der Ebene der Betriebsleitung liegen, um gegenüber den Beschäftigten auch die Bedeutung des Gesundheitsmanagements zu verdeutlichen. Gesundheitsmanagement gibt es nicht kostenlos, d.h., die erforderlichen Ressourcen müssen auch zur Verfügung gestellt werden. Der unmittelbare Nutzen für den Betrieb liegt auf der Hand. In der Regel geht es um Produktivitätssteigerung durch Vermeidung/Reduktion von Fehlzeiten, Präsentismus und Kündigungen.

5.1.2 Physikalische Ressourcen

Die Ergonomie beschäftigt sich mit den Arbeitsbedingungen an der Schnittstelle »Mensch – Maschine«. Im Zusammenhang unserer Problemstellung geht es natürlich nicht vorrangig um die körperliche Gesundheit, sondern um die Auswirkungen der physikalischen Umwelt auf unser psychisches Wohlbefinden. Die Ergonomie definiert hierfür die Rahmenbedingungen.

Wie ein Arbeitsplatz heutzutage ergonomisch zu gestalten ist, ist den meisten Betrieben bekannt: Schreibtischhöhe, ergonomisch gestaltete Schreibtischstühle, Beleuchtung, Lichteinfall auf Computerarbeitsplätze etc. gehören heute zum Standardrepertoire nahezu jeder Firma. Die Wege von und zu einem Arbeitsplatz müssen freigehalten werden. Es bedeutet nämlich unnötigen zusätzlichen Stress, wenn man beim Verlassen des Arbeitsplatzes seine ganze Konzentration darauf verwenden muss, »Stolpersteinen« aus dem Weg zu gehen.

Meistens weniger beachtet wird die Raumgestaltung. Die meisten Menschen verbringen immerhin mehr Zeit bei der Arbeit als zuhause. Der »Auftritt« einer Firma kann die Identifikation der Mitarbeitenden mit dem Betrieb fördern – oder verhindern, wenn die Möblierung vom Sperrmüll zu sein scheint oder eigentlich dorthin gehört. Alte und verbrauchte Möbel vermitteln die Botschaft, dass die Mitarbeitenden der Firma nicht viel wert sind. Die Standardisierung der Möbel verhindert allerdings auch zumeist, dass dem eigenen Arbeitsplatz eine eigene Note gegeben werden kann. Deshalb sollte ein wenig Spielraum für eine eigene Gestaltung desselben bleiben, z. B. durch Bilder oder Pflanzen.

Was auch relativ wenig beachtet wird, ist die Geräuschkulisse an einem Arbeitsplatz. Wenn man in einem Großraumbüro oder zumindest in einem Raum mit mehreren Mitarbeitern arbeitet, besteht das Risiko schnell einmal von den Kollegen abgelenkt zu werden. Erstaunlicherweise sind es weniger die monotonen Geräusche, die ablenken und die Konzentration stören, als vielmehr die sozialen Geräusche.

5.1.3 Biologische Ressourcen

Für Menschen, die hauptsächlich an einem Schreibtisch arbeiten, sollte Gelegenheit für häufigeren »Haltungswechsel« gegeben sein. Es bietet sich zum Beispiel an, beim Telefonieren zu stehen. Wenn man etwas benötigt, sollte man kurz aufstehen und es selbst holen. Auch sollte man jede Gelegenheit zum Treppenlaufen (v. a. treppauf) ergreifen und den Fahrstuhl meiden.

Der Arbeitsplatz ist auch kein Esstisch. Man sollte bewusst einen anderen Platz suchen, um sein Sandwich zu essen. Große Betrieb haben natürlich eine eigene Cafeteria, kleine Betriebe haben in der Regel eine Küche. Das Mittagessen oder eine Kaffeepause geben auch Gelegenheit zu einem kurzen, nicht fachbezogenen Gespräch mit Kollegen und Kolleginnen. Will man lieber für sich sein, sollte man den Kollegen und Kolleginnen kurz erklären, dass man etwas Zeit für sich selbst braucht.

Die Ernährung bei der Arbeit ist ein wichtiges Thema. Es ist eigentlich überflüssig zu erwähnen: Alkohol während der Arbeit ist ein absolutes Tabu. Natürlich gibt es diesbezüglich erhebliche kulturelle Unterschiede. Aber selbst in Ländern wie Frankreich oder Italien wird immer seltener während der Mittagspause noch Alkohol getrunken.

Ausreichende Flüssigkeitszufuhr, vorzugsweise Mineralwasser, ist hingegen unabdingbar. Säfte etc. haben den Nachteil, dass sie eine bedeutende Quelle der Kalorienzufuhr sein können. Kaffeetrinken sollte für eine kurze Pause an einem anderen Platz als dem eigenen Schreibtisch genutzt werden. Jedenfalls sollte der tägliche Flüssigkeitsbedarf nicht mit Kaffee gedeckt werden.

Die Mahlzeiten sollten eher leicht sein, allein schon um die große Müdigkeit nach dem Essen zu vermeiden. Wer eine Zwischenmahlzeit benötigt, sollte seinen Hunger vorzugsweise mit Früchten und keinesfalls mit Schokoriegeln befriedigen.

Rauchen am Arbeitsplatz ist ein schwieriges Thema. Rauchen ist eine Sucht und eignet sich deshalb nicht wirklich für »gute Ratschläge«. Gleichwohl ist es heute

Standard, dass in einem Büroraum mit mehreren Arbeitsplätzen nicht geraucht wird. Aber selbst wenn man ein Einzelbüro hat, abgestandener Rauch ist keine Einladung zur Kommunikation mit anderen Mitarbeitenden.

5.1.4 Fehlzeitenmanagement

Fehlzeitenmanagement ist ein umfassender betrieblicher Prozess zum frühzeitigen Erkennen von gesundheitlichen Problemen und zur raschen Einleitung von geeigneten Maßnahmen zur langfristigen Erhaltung der Arbeitsfähigkeit. Ziel ist es, die Mitarbeitenden mit gesundheitlichen Problemen frühzeitig zu unterstützen, um häufige oder längere Abwesenheiten zu vermeiden.

Durch ein gutes Fehlzeitenmanagement, das nicht nur als Kontrolle der Abwesenheit erlebt wird, gelingt es in der Regel, Fehlzeiten signifikant zu reduzieren.
Sofortmaßnahmen, wenn Mitarbeitende ausfallen, sind:

- die Abwesenheiten systematisch erfassen
- Rückkehrgespräche führen
- Mitarbeitende bei längerer Abwesenheit kontaktieren mit Unterstützungsangeboten
- Anforderungen der Arbeitsstelle kritisch überprüfen, ggfs. Einsatz an alternativen Stellen diskutieren
- bei unklaren, nicht nachvollziehbaren Abwesenheiten den Betriebsarzt/die Betriebsärztin benachrichtigen oder einen Vertrauensarzt/eine Vertrauensärztin beiziehen
- bei häufigen Abwesenheiten sollte eine Veränderung der Arbeitssituation, z. B. auch durch eine berufliche Auszeit, einen Laufbahnwechsel o. ä., diskutiert werden.

Im Umgang mit Fehlzeiten in es wichtig, dass Mitarbeitende merken, dass ihre Anwesenheit, ihre Tätigkeit, wichtig ist, dass sich keine Kultur des leichtfertigen Fehlens einschleicht. Auf der anderen Seite soll der/die Mitarbeitende auch kein schlechtes Gewissen haben, wenn er/sie krankheitsbedingt zu Hause bleibt, um dadurch auch wieder gesund zu werden und eine Erkrankung nicht zu verschleppen. Mit einem seriösen Absenzen-Management sollen vor allem betriebliche Bedingungen im Zusammenhang mit Abwesenheiten erfasst. Für Mitarbeitende und Vorgesetze ist es nicht immer einfach, wenn private Probleme zu vermehrten Absenzen führen, z. B. Probleme bei der Versorgung der Kinder, familiäre Konflikte oder Pflegeaufgaben von Angehörigen. Hier braucht es ein großes Vertrauensverhältnis und auch eine hohe Sensibilität beim Führen der Gespräche. Bei längerdauernden Belastungen im privaten Bereich der Mitarbeitenden kann die betriebliche Zusammenarbeit mit Sozialberatungsstellen sehr hilfreich sein.
An der Leuphana Universität Lüneburg haben wir uns im Rahmen des »Innovations-Inkubators« mit diversen Fragestellungen psychosozialer Risiken am Arbeitsplatz auseinandergesetzt, und u. a. einen Fragebogen entwickelt, der erlaubt, die

entsprechenden psychosozialen Risiken in einem Betrieb bzw. einer Organisation umfassend abzubilden (Kleinlercher et al., 2015):

Anhand der in diesem Fragebogen dargestellten Dimensionen lässt sich erkennen, welche organisationalen Strukturen hierbei eine Rolle spielen können, wie z. B. Organisationsklima, Verfahrensgerechtigkeit, Führung, psychologische Sicherheit, humane Orientierung, Arbeitsgestaltung, Verausgabung, Wertschätzung/Anerkennung, Arbeitsplatzsicherheit, Gehalt, beruflicher Aufstieg. Die in dem Fragebogen vorgestellten Fragen erlauben es, sich mit Betroffenen rasch einen Überblick zu schaffen, wo die Arbeitsplatzschwierigkeiten genau liegen.

Wer über die individuelle Ebene hinaus sich mit betrieblichen Fragen des psychosozialen Arbeitsschutzes auseinandersetzen möchte, dem/der sei ein anderes Buch empfohlen, das wir ebenfalls im Rahmen des Innovations-Inkubators geschrieben haben (Diedrich et al., 2015). In dieser Schrift setzen wir uns in verschiedenen Kapiteln mit betrieblichen Fragen detailliert auseinander:

- Die Organisation im Fokus: Wenn die Unternehmenskultur zu Belastung bei Mitarbeitenden führt (Fairness, Feedback, Wertschätzung, Mitgefühl, psychologische Sicherheit)
- Der Arbeitsplatz im Fokus: Wenn Besonderheiten der
Arbeitssituation zur Belastung werden (Rollenklarheit, Rollenkonflikt, Informations- und Kommunikationstechnologien, Konflikt zwischen Arbeit und Familienleben, Ungleichgewicht zwischen Leistung und Belohnung, Belastungen durch den Arbeitsauftrag
- Praxisleitfaden: Wie setze ich die Maßnahmen in meinem
Unternehmen praktisch um? (Evidenzbasierte Unternehmensführung, vom Gedanken zur Handlung – wie gehe ich Veränderung an, der Gesamtzyklus von Problemidentifizierung, Intervention und Beibehaltung von Veränderung im Gesundheitsbereich)

6 Therapie des Burnouts

6.1 Studienlage

Wenn ein Burnout-Prozess voranschreitet und in eine psychische Erkrankung übergeht, ist diese behandlungsbedürftig. Früher wurden Patienten und Patientinnen mit einer vergleichbaren Symptomatik unter dem Konzept »Erschöpfungsdepression« behandelt. Die »Major Depression« ist eine Diagnosekategorie, unter der sich sehr heterogene Erkrankungen befinden, mit unterschiedlichsten Äthiopathogenesen, verschiedensten Ersterkrankungsaltern und unterschiedlichen Prognosen, und auch die passenden Therapieansätze sind äußerst unterschiedlich (Jacob, 2009). Patienten und Patientinnen mit einer psychischen Erkrankung, die sich im Rahmen eines Burnout-Prozesses entwickelt hat, müssten exakter unter einer Burnout-Depression (auch möglich: Burnout-Angststörung) behandelt werden. Dies ist aber keine gültige Nomenklatur im gültigen Diagnosesystem – und so fallen sie alle in der Regel in den Topf der »Major Depression«, gekennzeichnet lediglich durch die Zusatzdiagnose Z73.0 (»Probleme mit Bezug auf Schwierigkeiten bei der Lebensbewältigung – Ausgebranntsein«) bzw. im ICD-11 durch die Qualifying Diagnosis QD 85 (»Faktoren, die die Gesundheit oder die Inanspruchnahme von Gesundheitsdiensten beeinflussen, Probleme, die mit der Arbeit oder Arbeitslosigkeit verbunden sind; Burnout ist ein Syndrom, das auf Grund von chronischem Stress am Arbeitsplatz, der nicht erfolgreich bewältigt wurde, bedingt ist«). Das Konzept der Major Depression hat zur Folge, dass es für die an sich gut therapiebare Unterdiagnose »Burnout-Depression« nur recht wenige aussagekräftige Studien gibt.

Ein anderes Problem ist, dass es aktuell keine klare, von allen akzeptierte Definition von Burnout gibt. Unterschiedliche Arbeitsgruppen nutzen unterschiedliche Konzepte, vom Burnout als Risikozustand für potenzielle körperliche und psychische Folgeerkrankungen (DGPPN, 2012) bis zu einer definierten Erkrankung. Diese Problematik wird von führenden Expert/-innen sogar so weit diskutiert, dass sie teils für die Abschaffung des Burnout-Begriffs aus der Medizin plädieren (Hillert et al., 2020). Wir sind damit in einem großen Dilemma: Patienten und Patientinnen definieren ihren Zustand als ein Burnout, es gibt ein großes Netz an professionellen Hilfsangeboten für diese Patient/-innen, aber der Begriff wird in der Wissenschaft uneinheitlich genutzt und stellt keine allgemein akzeptierte Diagnose dar.

Es gibt umfangreiche Interventionsstudien, v.a. bei Risikoberufen wie Pflegende, Ärzte und Ärztinnen oder Lehrer und Lehrerinnen, deren Burnout-Risiko mittels der gängigen Burnout-Skalen eingeschätzt wurde (z.B. Maslach Burnout Inventory,

MBI). Ob es sich um Patienten und Patientinnen mit einer behandlungsbedürftigen psychischen Erkrankung nach unseren Diagnoseeinteilungen handelt, ist dabei unklar. In anderen Studien werden nur Patienten und Patientinnen untersucht, die eine ICD-10-Diagnose (in der Regel eine Depression, ggf. auch Angststörung oder Anpassungsstörung) haben sowie die Zusatzdiagnose Z73.0 (Burnout). Häufig werden diese Studien durchgeführt in Abteilungen, die sich auf die Behandlung dieser Gruppe an Patient/-innen spezialisiert haben (Orosz et al., 2021; Schwarzkopf et al., 2016).

Daraus ergibt sich die Schwierigkeit, dass in Relation zur Bedeutung der Erkrankung verhältnismäßig wenige evidenzbasierte Therapiestudien vorliegen. Die nachfolgenden therapeutischen Empfehlungen versuchen das evidenzbasierte Wissen einiger multimodaler Studien, die wissenschaftlichen Grundlagen für stressbedingte Erkrankungen sowie die klinische Erfahrung in der Behandlung von Burnout-Patienten und -Patientinnen für den klinischen Alltag zusammenzufassen. Herzstück der multimodalen und individuellen Behandlung ist die Psychotherapie (Grosse Holtforth, 2016). Unter Psychotherapie werden i. d. R. die professionellen Interventionen eingeordnet, die mittels definierter psychologischer Methoden und nach bestimmten Regeln Änderungen im Erleben und Verhalten der Patient/-innen anstreben. Psychotherapie wird durch Psychiater/-innen, andere Fachärzt/-innen mit einer psychotherapeutischen Zusatzqualifikation, Psycholog/-innen angeboten; es gibt auch Theolog/-innen, Pädagog/-innen oder Sozialarbeitende mit einer psychotherapeutischen Zusatzausbildung. Meistens gehören Psychotherapeut/-innen bestimmten Schulen an. Es gibt aber schulenübergreifende Wirkfaktoren (▶ Kap. 7.1).

Als Ergänzung wird in ▶ Kap. 7 die Methode der Supportiven Psychotherapie (SPT) ausführlicher dargestellt. Die SPT soll eine Möglichkeit aufzeigen, wie auch Ärzte/Ärztinnen oder Therapeuten/Therapeutinnen ohne eine Ausbildung an einer spezifischen psychotherapeutischen Schule ihre Patienten und Patientinnen kompetent unterstützen können.

6.2 Therapeutische Ziele und Haltungen im Umgang mit Burnout-Patient/-innen

Übergeordnetes Ziel jeder Therapie ist eine Reduktion der Symptome sowie der Erhalt oder die Wiederherstellung der sozialen Funktionsfähigkeit. Auf individueller Ebene sind die Voraussetzungen und die therapeutischen Schritte dabei sehr variabel, abhängig von den Defiziten und Ressourcen des Patienten/der Patientin, aber natürlich auch vom therapeutischen Netz und dem privaten und beruflichen Umfeld der Betroffenen. Im Rahmen der Klärungsphase wird explizit mit dem Patienten/der Patientin im Sinne eines gemeinsamen Fallverständnisses erarbeitet, was die konkreten Therapieziele sind. Im Verlauf der Therapie sollte dies dann auch erneut evaluiert werden, mit entsprechenden Anpassungen im weiteren Vorgehen.

6.2 Therapeutische Ziele und Haltungen im Umgang mit Burnout-Patient/-innen

Da eines der Basissymptome der Patient/-innen ist, die Kontrolle über ihr Leben verloren zu haben, was mit starkem Insuffizienzerleben gekoppelt ist, sollte es ein Bestreben des Therapeuten/der Therapeutin sein, das Selbstwirksamkeitserleben zu fördern. Dies geschieht zum Beispiel durch eine starke Ressourcenorientierung und die aktive Anamnese-Erhebung im Hinblick auf die Überwindung früherer Lebenskrisen.

Eine oft gut gemeinte Hilfe ist es, die schwer erschöpften Burnout-Betroffenen für eine längere Zeit arbeitsunfähig zu schreiben, ohne ein therapeutisches Programm anzubieten (▶ Kap. 6.3.3). Die Patient/-innen erleben das erschöpfte Nichtstun zuhause häufig nur kurzfristig als entlastend und dann im Verlauf zunehmend als belastend, als mit Grübelschleifen und innerer Leere verbunden, und können durch dieses »unstrukturierte Time-out« nur selten neue Kompetenzen im Umgang mit ihren Symptomen, dysfunktionalen Mustern und Umständen aufbauen. Auch eine rein pharmakologische Behandlung kann höchstens kurzfristig eine Verbesserung erzielen. Das Gleiche gilt auch für rein regenerative Angebote, wie Massagen, Entspannungs-Kurse oder Meditations-Retreats. Sie können sehr hilfreich sein für die Überwindung der Stresssymptome, es fehlt aber in der Regel die Modifikation mentaler Schemata und der der Aufbau neuer Kompetenzen im Umgang mit stressauslösenden Situationen. Nicht selten kommen Burnout-Patienten und -Patientinnen nach einem mehrwöchigen Time-out in einem auf Entspannung oder Achtsamkeit spezialisierten Angebot zunächst voller Energie wieder an den Arbeitsplatz. Ohne neue Strategien erlernt zu haben, sind sie aber schon nach wenigen Tagen wieder »ausgebrannt«.

Die Patienten und Patientinnen mit einem Burnout profitieren in der Regel von einem hoch strukturierten Programm, das Elemente einer Psychotherapie sowie Bewegung und Entspannung enthält und stark ressourcenorientiert ist (Grosse Holtforth, 2016). Auch der Themenbereich »Arbeit und Soziales« sollte nicht fehlen (Karlson et al., 2010). Bestandteile vieler stationärer Programme sind auch Gruppentherapien (z. B. das Training emotionaler Kompetenz oder der Stressverarbeitung), kreative Therapien oder Musiktherapien. Das Programm, und v. a. die psychotherapeutischen Inhalte, sollten individuell auf den Patienten/die Patientin zugeschnitten sein. Bei den Betroffenen besteht ein großer Bedarf an sorgfältigen Informationen über die Inhalte und die Abläufe und sie sind dann in der Regel auch sehr motiviert für die therapeutischen Schritte.

Burnout-Patienten und -Patientinnen haben als typisches internalisiertes Denkmuster eine hohe Leistungsbereitschaft, oft auch einen großen inneren Kritiker. Dieses Muster wenden sie oft auch bei ihrem Gegenüber an. So werden Therapeut/-innen auf ihre spezifische Expertise geprüft, und auch das Einhalten von Absprachen hat eine wichtige Bedeutung in der Therapiebeziehung. Gerade für weniger erfahrene Therapeut/-innen kann dies oft einen hohen Druck im Hinblick auf die »eigene Performance« erzeugen.

6.3 Diagnostik und erste Maßnahmen

6.3.1 Diagnostik

Die psychischen Hauptdiagnosen werden nach dem Klassifikationssystem ICD-10 (respektive in Zukunft ICD-11) gestellt. Die diagnostizierende Fachperson sollte sich ein möglichst präzises Bild über die aktuelle Symptomatik und den Ausprägungsgrad sowie anamnestische Befunde machen (Ballweg et al., 2013). Wichtig ist es auch, körperliche Symptome zu erfragen und bei Bedarf eine somatische (Differenzial-)Diagnostik durchzuführen. Da Burnout keine Hauptdiagnose darstellt, sondern eine zusätzliche differenzierte Beschreibung der Hauptdiagnose, muss zunächst überprüft werden, ob die Kriterien dafür erfüllt sind. Meistens handelt es sich um eine Depression, auch eine Anpassungsstörung oder eine Angststörung können vorliegen. Im Rahmen eines Burnout-Prozesses kann es auch zum klinischen Bild einer somatoformen Störung kommen. Unterstützend kann hierbei als Screening-Instrument der Gesundheitsfragebogen PHQ-D eingesetzt werden (Gräfe, 2004). Der Bogen samt Auswertung kann kostenlos im Netz heruntergeladen werden.

Für die differenzielle Zuordnung der Hauptdiagnose zu einem Burnout-Kontext braucht es eine ausführliche Anamnese unter besonderer Berücksichtigung des Leistungskontexts, um die Genese und den zeitlichen Verlauf der Beschwerden sowie deren Zusammenhang mit internen und externen Stressoren möglichst genau erfassen zu können (Ballweg et al., 2013). Ergänzt werden kann dies durch Burnout-Fragebögen, wie das Maslach Burnout Inventory (MBI). Ein komplexerer Selbstfragebogen ist der Burnout Risk Index (BRIX) (von Känel et al., 2016), der auch spezifische stressbezogene Faktoren und die Schlafqualität mitberücksichtigt.

Wenn es Hinweise auf ein therapiebedürftiges Burnout gibt, kann es hilfreich sein für die weitere Therapieplanung, auch Faktoren zur Persönlichkeit (z. B. mittels des Freiburger Persönlichkeitsinventar (FPI)), zur Emotionsregulation (mittels EMO-Check) und zu arbeitsbezogenen Faktoren (arbeitsbezogenes Verhaltens- und Erlebensmuster (AVEM)) zu erheben. Die Ergebnisse jeder Form von Diagnostik sollten mit den Patienten und Patientinnen sorgfältig besprochen werden, dabei sollte es vermieden werden, die Betroffenen zu stigmatisieren oder ihnen den Eindruck zu geben, dass es sich um Eigenschaften handele, die nicht veränderbar sind (Zur positiven Umdeutung von Symptomen ▶ Kap. 7.3.10).

6.3.2 Erstmaßnahmen

Ein Burnout entwickelt sich in der Regel prozesshaft, häufig kommen Patient/-innen aber in einem sehr »akuten« Zustand zum Arzt, zur Ärztin. Oft stehen dabei auch körperliche Probleme im Zentrum. Neben geistiger und körperlicher Erschöpfung sind Schlafstörungen bei den meisten Betroffenen vorhanden, häufig auch Ängste (▶ Kap. 2.3). Im Rahmen von Erstmaßnahmen sollten folgende Themen geklärt und entsprechende Interventionen geplant und umgesetzt werden:

- Wie stark sind die Schlafstörungen?

Oft kann eine medikamentöse Behandlung eine deutliche Entlastung bringen (▶ Kap. 6.4.1, ▶ Kap. 6.4.4).

- Ist der Patienten/die Patientin suizidal? Wie hoch ist das Suizidrisiko? Gibt es konkrete Pläne oder einen Suizidversuch in der Vergangenheit? Treten im Zusammenhang mit schweren Schlafstörungen auch Suizidgedanken auf?

Je nach Situation und Schweregrad sind hochfrequente Termine, die Erstellung eines Notfallplans, eine vorübergehende medikamentöse Behandlung, die Unterstützung durch nahe Bezugspersonen, die Behandlung in einer Krisenambulanz oder einem Kriseninterventionszentrum, der Beizug eines Notfallpsychiaters/einer Notfallpsychiaterin oder eine stationäre psychiatrische Behandlung sinnvoll.

- Kann der Patient/die Patientin aktuell weiter seiner Arbeit nachgehen und in welchem Maße?

Unter Einbezug der in ▶ Kap. 6.3.3 genannten Punkte kann eine Reduktion der Arbeitsfähigkeit, ggf. auch eine vorübergehende hundertprozentige Krankschreibung, indiziert sein. Dabei ist es wichtig, dass parallel dazu therapeutische Maßnahmen implementiert werden.

- Braucht der Patient/die Patientin jetzt soziale Unterstützung?

Je nach Situation ist es sinnvoll, durch soziale Angebote oder auch unterstützende Freund/-innen oder Verwandte Beratungstermine oder verlässliche unterstützende Strukturen zu etablieren (z.B. Kinderbetreuung, Betreuung von pflegebedürftigen Angehörigen, Klärung von Fragen zum Kündigungsschutz und zur Krankentaggeldversicherung).

- Welches Setting an therapeutischer Unterstützung braucht der Patient/die Patientin und wie kann dieses organisiert werden?

Der Patient/die Patientin braucht in der Regel zeitnahe Hilfe und konkrete Adressen und Termine.

6.3.3 Arbeitsunfähigkeit und das Thema Arbeit in der Burnout-Therapie

Da Burnout-Symptome im Kontext von Arbeit und Leistung stehen, ist das Thema der Arbeitsunfähigkeit ein sehr zentrales. Viele Betroffene, die sich in einem Burnout-Prozess befinden, negieren zunächst die beginnenden Symptome und geben all ihre Energie und auch ihre eigentlich freie Zeit, die sie für die Erholung bräuchten, um ihre Arbeitsanforderungen trotzdem zu schaffen. Diese sogenannte »Burnout-

Beschleunigungsspirale« mit der Selbstaufforderung »Ich schaffe es!« (Brühlmann, 2013) führt zu einer zunehmenden Überforderung mit Verstärkung der Symptome, so dass der Patient/die Patientin zunehmend schwerer belastet ist und sich oft erst dann an eine Fachperson wendet. Teilweise können diese Situationen sehr dramatisch sein, z. B. mit schwersten Schlafstörungen oder Panikattacken bis hin zu konkreten Suizidgedanken.

Ihre Arbeit ist für viele Patient/-innen in der Regel auf der einen Seite sehr identitätsstiftend, auf der anderen Seite entwickeln sie im Rahmen ihres Burnout-Prozesses auch sehr negative Assoziationen und Zynismus zu diesem Thema, insbesondere wenn die Auslöser mangelnde Anerkennung und Gratifikationskrisen sind. Dadurch ist das Thema Arbeitsunfähigkeit hochkomplex bei dieser Gruppe von Patient/-innen.

Die Einschätzung der Arbeitsunfähigkeit durch den Arzt/die Ärztin sollte sehr sorgfältig geschehen. Eine Arbeitsunfähigkeit bei stark belasteten Betroffenen kann zunächst eine Entlastung geben. Wie jeder Arbeitsunfähigkeit besteht aber auch die Gefahr, dass Patient/-innen ein Vermeidungsverhalten aufbauen und der Wiedereinstieg in die Arbeit später sehr schwerfällt oder misslingt. Vor allem bei langen Arbeitsunfähigkeiten besteht die Gefahr, dass Patient/-innen nicht mehr in der Lage sind, wieder in den Beruf einzusteigen, oder sie gekündigt werden. Häufig ist es sinnvoll, Teil-Arbeitsunfähigkeiten auszustellen und diese dann im Genesungsprozess in 10%- oder 20%-Schritten wieder zu steigern.

Eine Arbeitsunfähigkeit sollte immer auch von therapeutischen Maßnahmen begleitet werden, je nach Situation oder Schweregrad ambulant oder stationär. Ziel sollte es sein, die Patient/-innen auf ihrem Genesungsweg zu unterstützen. Gerade bei Burnout-Betroffenen, die ein sehr hohes Arbeitspensum hatten, kann es bei einer »plötzlichen« Arbeitsunfähigkeit zu einer Dekompensation kommen, da sie ihren Selbstwert v. a. über Leistung und Erfolg aufgebaut haben und oft auch keine weiteren Hobbys, Interessen und Kontakte außerhalb des Arbeitsplatzes haben. Hier sind hochstrukturierte Maßnahmen mit regelmäßigen Terminen notwendig, ggf. auch ein stationärer Aufenthalt.

6.4   Psychotherapie

Die Psychotherapie ist das Herzstück einer individuellen und multimodalen Burnout-Therapie. Sie kann im ambulanten oder stationären Setting stattfinden. Die Studienlage ist beschränkt, aber kognitiv-verhaltenstherapeutische Interventionen sind am besten untersucht (Korczak et al., 2012).

6.4.1 Psychoedukation

Das Erleben eines Burnout-Prozesses, insbesondere für Menschen, die ein hohes Kontrollbedürfnis haben, ist sehr einschneidend. Patient/-innen profitieren enorm davon, wenn sie ein Verständnis dafür erlangen, was Faktoren und Dynamiken eines Burnout-Prozesseses sind und auch darüber, was ihnen hilft, wieder zu genesen und aus dysfunktionalen Denkmustern und Verhaltensweisen auszusteigen. Das Verstehen hilft den Betroffenen, den erlebten Kontrollverlust zu reduzieren und wirkt entängstigend. Im Rahmen der Informationsvermittlung ist es sinnvoll, auch die subjektiven Krankheitstheorien (▶ Kap. 7.3.5) zu berücksichtigen. Ebenso sind subjektive Genesungstheorien ein wichtiger Ansatzpunkt für das therapeutische Vorgehen. Dabei können Patient/-innen häufig auf Erfahrungen zurückgreifen, welche ihnen in früheren Krisensituationen geholfen haben, oder sich darauf besinnen, was anders war in ihrem Leben (salutogenetische Faktoren) in Zeiten, in denen sie dieses als ›balanciert‹ und sinnerfüllt wahrgenommen haben.

Es ist nicht immer einfach, in Bezug auf das Thema Burnout an seriöse Informationen zu gelangen. In der Fülle der Beiträge zum Thema, v. a. in den digitalen Medien, gibt es leider auch viele unwissenschaftliche »Heilsversprechen«. Da kann es helfen, den Betroffenen auch direkt Material mitzugeben, z. B. eine Broschüre, in der relevante Informationen zusammengefasst sind. Das Thema der Auseinandersetzung mit der eigenen Krankheitstheorie bedarf einiger Zeit, aber dieser »Klärungsprozess« ist wichtig, damit Therapeut/-in und Patient/-in ein Verständnis für die individuelle Situation erhalten und damit die daraus folgenden Therapieschritte effizient vorbereiten.

6.4.2 Individuelles Modell/psychotherapeutischer Klärungsprozess

Nach Diagnostik und Feststellen der Therapiebedürftigkeit sowie der Umsetzung von Sofortmaßnahmen ist es das nächste Ziel, gemeinsam mit der Patientin/dem Patienten im Sinne einer Klärung ein individuelles Ätiologiemodell zu erarbeiten, um daraus in der anschließenden Phase der Bewältigung geeignete therapeutische Interventionen ableiten zu können. Auch wenn das Prinzip der nicht ausreichend vorhandenen Ressourcen in der Bewältigung von chronischen Stressoren im Leistungskontext der gemeinsame Nenner aller von Burnout Betroffenen ist, gibt es sowohl auf der Seite der Belastungsfaktoren als auch bei den Ressourcen individuell ganz unterschiedliche Faktoren. Die gemeinsame Erarbeitung eines differenzierten Verständnisses des individuellen Burnout-Prozesses ist eine wichtige Voraussetzung für die weiteren Schritte.

Grundlage für ein geeignetes Ätiologiemodell ist das das Demands-Resources Model, dieses versteht Burnout aus einem Ungleichgewicht zwischen externen Anforderungen und individuell verfügbaren Ressourcen (Demerouti et al., 2001; Demerouti & Nachreiner, 2018). Dieses aus der Organisationspsychologie stammende Modell wurde von Ballweg et al. (2013) um die subjektive und existenzielle Dimension erweitert.

6 Therapie des Burnouts

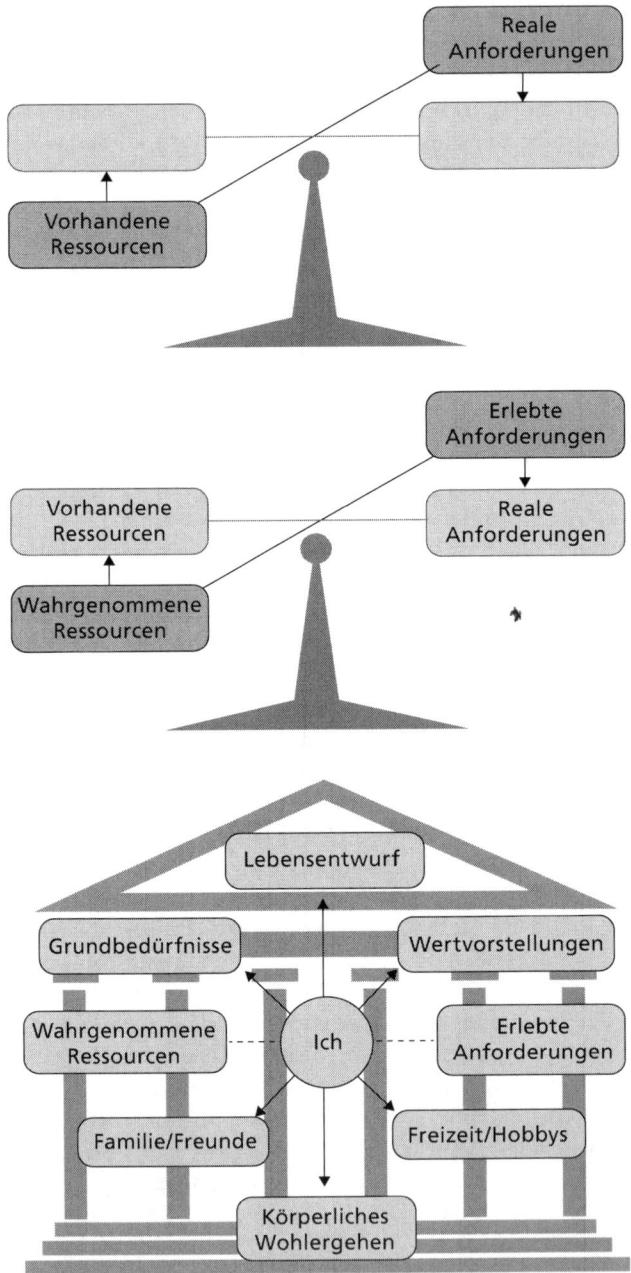

Abb. 6: Burnout wird erklärt durch ein Ungleichgewicht zwischen Ressourcen und Anforderungen, diese Imbalance kann auf drei Ebenen lokalisiert werden: der objektiven, der subjektiven und der existenziellen. Diese Differenzierung hilft in der therapeutischen Phase der Klärung dabei, ein individuelles Ätiologiemodell zu erstellen (Ballweg et al., 2013).

Die drei Dimensionen des Ungleichgewichts zwischen Ressourcen und Anforderungen werden wie folgt definiert (Ballweg et al., 2013):

1. *Objektive Dimension:*
»Ein objektives Ungleichgewicht ist gegeben, wenn zwischen den verfügbaren Kompetenzen einer Person und den tatsächlichen Leistungsanforderungen ihres Tätigkeitsbereichs ein über die Zeit persistierendes Missverhältnis besteht. Es kann sowohl durch individuelle als auch durch organisationale oder gesellschaftliche Faktoren bedingt sein.«
Dazu können beispielsweise fachliche Defizite im Beruf gehören, aber auch fehlende Möglichkeiten zum Ausgleich und für Freizeitaktivitäten, lange Arbeitswege, häufiges Einspringen für fehlende Arbeitskolleg/-innen, mangelhafte administrative Unterstützung, fehlende Hilfe in der Betreuung im familiären Bereich, zusätzliche Aufgaben durch ein krankes Familienmitglied, eine eigene Erkrankung, die sich auf die Leistungsfähigkeit auswirkt.
2. *Subjektive Dimension:*
»Die betreffende Person überschätzt die tatsächlichen Anforderungen oder sie unterschätzt ihre Ressourcen (bzw. die tatsächlich vorhandenen Ressourcen sind subjektiv nicht hinreichend zugänglich).«
Damit dies besser verständlich ist, folgen auch hier einige klinische Beispiele für Ausprägungen von Ungleichgewicht auf dieser Dimension: Perfektionismus und erhöhtes Kontrollbedürfnis, überhöhter Idealismus mit Neigung zur Selbstaufopferung, unangemessene Belohnungserwartungen, Unzufriedenheit mit der partnerschaftlichen Beziehung in Belastungssituationen, Schwierigkeiten im Umgang mit Kritik.
3. *Die existenzielle Dimension:*
Diese beschreibt die Folgen, welche das Ungleichgewicht für die eigene Identität und das Selbstbild hat. Themen der existenziellen Dimension können sein: das ideale Selbstbild im Zusammenhang mit der eigenen Biografie (Rollenvorbilder und Anti-Vorbilder), unerfüllte Vorstellungen und Erwartungen an das Familienleben, Fragen der Sinnhaftigkeit im Beruf, Vernachlässigung von Freundschaften, Auseinandersetzung mit der eigenen Vulnerabilität.

6.4.3 Bewältigungsphase

Übergeordnete Ziele der Therapie sind die Verringerung von Stressoren, die Entwicklung von Ressourcen zur Stressbewältigung sowie die Förderung von Selbstwert und Selbstwirksamkeit. Hier kann man wieder das unter ▶ Kap. 6.4.2 erwähnte Modell der drei Ebenen (objektiv – subjektiv – existenziell) nutzen (Ballweg et al., 2013).
Die Angleichung der individuellen Ressourcen an die tatsächlichen Leistungsanforderungen steht im Vordergrund der Bewältigungsstrategien auf der *objektiven Dimension*. Diese leiten sich konkret ab aus den individuellen Zielen der Klärungsphase (▶ Kap. 6.4.2). Dies kann zum Beispiel Veränderungen in der Arbeitsorganisation, im Workload, in der Tagesgestaltung und Aufgabenzuteilung betref-

fen, dazu gehört auch die Förderung der Regeneration und der körperlichen Aktivität (▶ Kap. 6.5.2), die Bearbeitung von Zielkonflikten zwischen Familie, Eigenzeit und Beruf sowie die Ermöglichung von sozialer Unterstützung.

Auf der *subjektiven Ebene* geht es darum, »inadäquate Einstellungen, unrealistische Erwartungen und dysfunktionale Denk- und Attributionsmuster als Bedingungsfaktoren für die Entstehung eines Burnout« (Ballweg et al., 2013) im Sinne von dysfunktionalen Schemata individuell zu erkennen und zu verändern. Zur Bearbeitung automatischer negativer Gedanken eignen sich v.a. kognitiv-verhaltenstherapeutische Interventionen (Hautzinger, 1997). Im Bereich der subjektiven Dimension gibt es unterschiedlichste Themenbereiche, z.B. die Verbesserung der Fähigkeiten zur Emotionsregulation, die Modifikation mentaler Muster (im Burnout-Bereich geht es sehr häufig um Perfektionismus), die Fähigkeit, die Qualität des gegenwärtigen Moments wertzuschätzen, die Verbesserung der interaktionellen Fähigkeiten, die Förderung der Paarbeziehung, das Einholen eines Feedbacks vom Arbeitgeber, das Erlernen von achtsamkeitsbasierten Methoden.

Existenzielle Dimension: Interventionen auf der Ebene der existenziellen Dimension zielen darauf ab, dem Leben wieder bewusst eine Richtung zu geben. Im Gespräch mit dem Therapeuten/der Therapeutin reflektieren Patient/-innen ihre persönlichen Werte und decken auch Diskrepanzen bei deren Realisierung im Alltag auf. Ein wichtiger Bestandteil ist auch die Reintegration nicht leistungsbezogener Lebensbereiche in die eigene Identität.

6.4.4 Ressourcenaktivierung

Der Behandlungserfolg ist zu einem wesentlichen Anteil davon abhängig, inwieweit es gelingt, dass der Patient/die Patientin im therapeutischen Prozess auf vorhandene Ressourcen wieder zurückgreifen kann (Grawe, 1998). Das Ausmaß an gelungener Ressourcenaktivierung ist damit ein hoch relevanter Wirkfaktor für das Gelingen einer Psychotherapie. Jeder Aspekt der sozialen und psychischen Lebenssituation eines Menschen kann ein Ressourcenpotenzial sein, dies kann »Wissen, Fähigkeiten, Ziele, Interessen, Überzeugungen, Werthaltungen, Aussehen, Ausdauer und finanzielle Möglichkeiten« betreffen (Lenz, 2000). Im Prozess der Ressourcenaktivierung werden Fähigkeiten und Fertigkeiten des Patienten/der Patientin entdeckt, welche für die Annäherung an Ziele oder die Bewältigung von Schwierigkeiten genutzt werden können (Flückiger & Regli 2007). Ziel ist es, eine Ressourcenperspektive einzunehmen und nicht durch den Therapeuten/die Therapeutin übermäßig aktiv das Fördern von konkreten Ressourcen anzuregen oder vorzuschlagen (Willutzki, 2000). Die Ressourcenaktivierung ist auch ein wichtiger Baustein in der Supportiven Psychotherapie (▶ Kap. 7.3.9).

6.4.5 Einbezug von Partner/-innen

Die psychische Erkrankung einer Person hat immer auch einen Einfluss auf Partner/-innen und die gesamte Familie. Dabei ist sowohl die emotionale Situation betroffen als auch die praktische Alltagsgestaltung. Als Behandler/-in ist es sinnvoll, dieses Thema in der Sitzung mit den Betroffenen früh anzusprechen und, wenn möglich, auch gemeinsame Gespräche mit dem Partner oder der Partnerin zu planen. Die Themen können dabei sehr unterschiedlich sein, es kann um emotionale und praktische Unterstützung gehen, aber auch um Paarkonflikte oder auch um eine erweiterte Sichtweise der Situation des/der Betroffenen (im Sinne einer Fremdanamnese). Es geht dabei nicht um eine Paartherapie. Sollte diese indiziert sein, braucht es ein zusätzliches therapeutisches Setting für das Paar mit einem anderen Therapeuten/einer anderen Therapeutin.

6.4.6 Rückfallprophylaxe

Vor Abschluss der Behandlung erscheint es sinnvoll, mit den Patienten und Patientinnen anzuschauen, was sie von der Therapie mitgenommen haben und langfristig nutzen wollen, um Stabilität beizubehalten. Dabei profitieren sie vor allem von Elementen, bei denen sie *erfahrbar* eine Veränderung erzielen konnten. Dazu kann es beispielsweise gehören, aus dysfunktionalen Denkschemata auszusteigen und alternative Perspektiven einzunehmen, Alltagsrituale zur Selbstfürsorge zu etablieren und regelmäßig Methoden zur Stressimmunisierung einzusetzen. Ziel sollte es sein, diese noch einmal zusammen zu identifizieren und als Ressourcen in den Alltag zu integrieren.

Ein Ausschleichen der Therapie mit einer zunehmend niedrigeren Frequenz ist meistens sinnvoll. Ein Notfallplan mit konkreten Maßnahmen, Ansprechpersonen und Notfallmedikamenten kann helfen, auch in schwierigen Situationen nicht einen Kontrollverlust zu erleben.

6.5 Weitere Bausteine einer multimodalen Therapie

6.5.1 Medikation

Es gibt keine evidenzbasierte Psychopharmakotherapie für Burnout-Patient/-innen. Auch dies ist darin begründet, dass Burnout weder in dem Klassifikationssystem ICD noch DSM eine Hauptdiagnose ist. Es ist aber ein breiter klinischer Konsens unter Burnout-Expert/-innen, dass die Betroffenen nicht nur pharmakologisch behandelt werden sollten, sondern dass eine Medikation nur eine Komponente in der multimodalen Behandlung darzustellen hat.

Die wissenschaftliche Literatur beschreibt die medikamentöse Burnout-Therapie als symptomorientiert. In den Therapieempfehlungen des Schweizer Netzwerkes für Burnout (SEB) wird in Bezug auf die antidepressive Therapie auf Leitlinien der Depressionsbehandlung hingewiesen (Hochstrasser et al., 2016).

Häufig brauchen Burnout-Patient/-innen recht niedrige Dosen von Medikamenten, v. a. wenn die Therapie multimodal ausgerichtet ist. Symptome, die die

Indikation für eine Medikation darstellen, sind innere Leere und Niedergeschlagenheit, oft kombiniert mit Antriebsarmut sowie Schlafstörungen.

Zur Behandlung von Anhedonie, Niedergeschlagenheit und Antriebsarmut können aktivierende Antidepressiva eingesetzt werden, am häufigsten kommen SSRI zur Anwendung. Zur besseren Verträglichkeit sollen sie eingeschlichen werden. Eine sorgfältige Aufklärung auf potenzielle Nebenwirkungen – bei SSRI insbesondere eine meist passagere Übelkeit und eine initial vermehrte Ängstlichkeit – ist notwendig. Wichtig ist es, auch über sexuelle Dysfunktionen und ein Neuauftreten von Suizidalität als potenzielle Nebenwirkungen aufzuklären.

Es ist davon auszugehen, dass neben der Psychotherapie insbesondere die körperliche Aktivierung, aber auch Regenerationsangebote additive Effekte auf die Wirkung von Psychopharmaka haben. In der aktuellen wissenschaftlichen Literatur gibt es immer mehr Evidenzen dafür, dass die Steigerung der Neuroplastizität einen wesentlichen Wirkmechanismus der modernen Antidepressiva darstellt (Reed et al., 2021) und damit Neuerlerntes besser implementiert werden kann.

Bei vielen Burnout-Patient/-innen ist der gestörte Schlaf ein wesentliches Problem, das einen hohen Leidensdruck verursacht und einen großen Effekt auf die Alltagsfähigkeiten hat. In vielen Fällen ist dieses Problem für ihre Funktionsfähigkeit und Stabilität noch relevanter als Niedergeschlagenheit, innere Leere oder Antriebsarmut. In der Regel handelt es sich um insomnische Beschwerden, also nichtorganische Schlafstörungen. Ursache dieser Schlafstörungen ist ein zentralnervöses Hyperarousal, das geprägt ist durch Grübeln und emotionale Aktivierung (▶ Kap. 6.5.3) (Rothe & Specht, 2021). Es ist von großer Evidenz, den nicht-erholsamen Schlaf nicht als ein Epiphänomen des Burnouts zu einzuordnen, sondern als ein auch für die Prognose hoch relevantes Basissymptom zu behandeln. Der »Goldstandard« für die Behandlung der Insomnie ist ein spezialisiertes verhaltenstherapeutisches Verfahren (Cognitive Behavioural Therapy for Insomnia (CBT-I)). Nicht immer ist dies verfügbar oder möglich, in diesem Fall profitieren die Betroffenen von Psychoedukation, der Etablierung regelmäßiger Entspannungstechniken und Maßnahmen zur Schlafhygiene. Trotzdem ist es oft notwendig, zumindest für eine kürzere Zeit den Schlaf psychopharmakologisch zu unterstützen. Bei schweren Schlafstörungen ist deren Behandlung oft auch die einzige Möglichkeit, damit Patient/-innen an anderen Angeboten wie Psychotherapie und körperlicher Aktivierung teilnehmen können.

Benzodiazepine und die sogenannten Z-Substanzen (Nicht-Benzodiazepin-Agonisten am GABA-A-Rezeptor) sollten so sparsam wie möglich eingesetzt werden, da diese nur zeitlich befristet gegeben werden können, da sonst eine Abhängigkeit droht. Da es sich bei einem Burnout nicht um eine kurzfristige Krisenreaktion handelt, wird beim Absetzen der Benzodiazepine – leitliniengerecht wäre dies nach drei Wochen notwendig – die Symptomatik des Hyperarousals und der damit einhergehenden Schlafstörungen noch stärker als vorher.

Als schlaffördernde Substanzen, die nicht abhängig machen, kommen vor allem sedierende Antidepressiva, die man zur Nacht verschreibt, zur Anwendung. Die schlaffördernde Dosis ist dabei niedriger als die für Stimmung und Antrieb wirksame Dosis des Antidepressivums. Zu den schlafmodulierenden Antidepressiva gehören in erster Linie Mirtazapin (7.5–15 mg), Trazodon (25–50 mg), Trimipramin

(5–50 mg). Bei Trimipramin, v. a. aber auch bei Mirtazapin, ist Gewichtszunahme eine einschränkende Nebenwirkung.

Schlafmodulierend und dabei auch sehr wirksam in Bezug auf Grübeln und katastrophisierende Gedanken sind auch einige atypische Antipsychotika, insbesondere Quetiapin (12.5–50 mg) und Olanzapin (2.5–10 mg). Ihr Einsatz ist aber klar off-label, und der Off-label-Gebrauch muss mit den Patient/-innen auch so besprochen und in der Krankengeschichte dokumentiert werden. Die Notwendigkeit einer medikamentösen schlafmodulierenden Behandlung sollte im Verlauf immer wieder überprüft und mit Lebensstilveränderungen, Entspannung und Schlafritualen kombiniert werden.

Viele Patient/-innen möchten gar kein Medikament oder präferieren Phytotherapeutika. Bei leichten bis mittelschweren Depressionen kann ein Therapieversuch mit Johanniskraut unternommen werden. Bei Schlafstörungen gibt es kleine Therapiestudien, die zeigen, dass Baldrian-Hopfen-Präparate wirksam sind. Auch Präparate, die Passionsblume oder Lavendel enthalten, können hilfreich sein gegen Ängste und eine erhöhte Erregbarkeit.

6.5.2 Förderung der Regeneration und der körperlichen Aktivierung

Da Burnout das Leitsymptom Erschöpfung hat, liegt es auf der Hand, dass regenerative Angebote Teil der Therapie sind (Hautzinger, 1997). Dabei ist aber wichtig, dass diese nur einen Teil einer multimodalen Therapie darstellen und eine langfristige Veränderung nur möglich ist, wenn auch andere Faktoren, insbesondere das Erlernen neuer Strategien im Umgang mit Stressoren und körperliche Aktivierung, in die Therapie integriert werden.

Gerade in der Phase der akuten Erschöpfung besteht bei Patient/-innen der Wunsch nach passiven regenerativen Verfahren, wie einer Massage. Auch eine Shiatsu-Behandlung kann als sehr positiv erlebt werden. Ziel ist es, dass Patient/-innen mit der Zeit aber durch regelmäßige Praxis von Entspannungsverfahren selber erlernen in die Entspannung zu kommen. Zu dieser sogenannten Stressimmunisierung stehen verschiedenste Methoden zur Verfügung. Gut untersucht sind vor allem die Progressive Relaxation nach Jacobson, aber auch das Autogene Training. Zu bevorzugen sind Methoden, die gut in den Alltag integrierbar sind und mittels Kurzfassungen im Sitzen während des Tages durchgeführt werden können. Eine Faustregel gibt an, dass 3 × 3 Minuten aktive Entspannung pro Tag schon einen gut messbaren Effekt zeigen. Es gibt eine große Evidenz zur Wirksamkeit dieser Verfahren. Trotzdem braucht es für die meisten Patient/-innen viel Unterstützung und Begleitung, damit die Anwendung dieser Methode ein Teil ihres Alltags wird. Mit einer regelmäßigen Anwendung von Entspannung und deren positiven Effekten erleben die Patient/-innen wieder Selbstwirksamkeit und eine verbesserte Selbstfürsorge. Diese Methoden zur Stressimmunisierung haben auch eine ausgesprochen positive Wirkung auf den Schlaf (▶ Kap. 6.5.3).

In den letzten Jahren sind achtsamkeitsbezogene Praktiken in die Behandlung psychischer Erkrankungen eingezogen. Deren Wirksamkeit in Bezug auf das

Burnout-Syndrom wurde in mehreren Studien belegt (Luken & Sammons, 2016). Das bekannteste und gut untersuchte manualisierte Konzept der Achtsamkeit heißt »Mindfulness Based Stress Reduction« (Kabat-Zinn, 2019). In einem sechswöchigen Programm mit täglichen Übungen lernen Menschen ihre Stressreaktivität zu verbessern. Die Ansatzpunkte umfassen auch eine verbesserte Selbstwahrnehmung sowie ein Aussteigen aus dysfunktionalen kognitiven Automatismen.

Neben Ansätzen zur Entspannung, die v. a. den Parasympathikus stärken, sind auch körperliche Aktivitäten im aeroben Bereich notwendig und sinnvoll, um Patienten und Patientinnen wieder in eine gute physische und psychische Balance zu bringen. Durch das hohe Engagement im Arbeitskontext und die chronische Erschöpfung haben viele Betroffene die Bewegung deutlich vernachlässigt. Ziel soll es dabei sein, die körperliche Aktivität langsam wieder aufzubauen und in den Alltag zu integrieren. Burnout-Betroffene neigen häufig dazu, bei der Wiederaufnahme von Sport sehr hohe Ansprüche an sich zu stellen und die Grenzen zu überschreiten – und sich damit weiter zu erschöpfen. Oft sind schon Spaziergänge oder Fahrradfahrten, Treppensteigen statt Liftfahren und morgendliche Gymnastik oder Yoga-Übungen, wenn sie regelmäßig durchgeführt werden, von großem Nutzen. Auch sportliche Gruppenaktivitäten haben einen guten Effekt.

6.5.3 Behandlung von Schlafstörungen

Schlafstörungen sind ein sehr häufiges Symptom bei Burnout (Rothe & Specht, 2021). In der Regel handelt es sich um insomnische Beschwerden. Die nichtorganische Insomnie ist gekennzeichnet durch gestörtes Einschlafen oder Wiedereinschlafen in der Nacht, verminderte Entspannungsfähigkeit, Fokussierung auf den Schlaf und die damit einhergehenden Probleme sowie einer daraus folgenden Erschöpfung. Diese insomnischen Beschwerden können als Teil der Burnout-Symptomatik interpretiert werden, es besteht aber auch die Möglichkeit, sie als komorbide Störung zu diagnostizieren. Modelle zum Zusammenhang zwischen Insomnie und Burnout gehen von einem bidirektionalen Zusammenhang aus: Die Schlafbeschwerden können also sowohl eine Folge als auch die Ursache der gesamten Burnout-Symptomatik darstellen, und in einem Teufelskreis verstärken sich beide Anteile.

Zentraler Mechanismus für die Insomnie und Gegenspieler des physiologischen Schlafdrucks ist ein emotionales und kognitives Hyperarousal. Diese erhöhte zentralnervöse Aktivität findet psychopathologisch ihr Korrelat in einem vermehrten Grübeln, welches beim Einschlafen, während der Nacht oder in den frühen Morgenstunden auftritt. Auch Angstsymptome können auftreten. Inhalte sind häufig Überforderungssituationen am Arbeitsplatz, mögliche negative Konsequenzen im Rahmen der Leistungsüberforderung, aber auch die Angst vor der Schlaflosigkeit und den daraus resultierenden Erschöpfungssymptomen. Dysfunktionale Verhaltensweisen wie verlängerte Bettzeiten, Alkoholkonsum am Abend oder erhöhter Koffeingenuss während des Tages, um die Erschöpfung zu bekämpfen, verstärken den nicht erholsamen Schlaf.

Nach einer nicht erholsamen Nacht kommt es zu einer Verstärkung des erlebten Stressniveaus und der persönlichen Leistungsfähigkeit (Rothe & Specht, 2021). Die typische Reaktion von Burnout-Patient/-innen ist es, sich weiterhin den stressüberladenen Situationen auszusetzen und zu »funktionieren«. Brühlmann beschreibt dies unter dem Begriff der »Burnoutspirale« mit der Selbstaufforderung »Ich schaffe es!« (Brühlmann, 2013).

Die am besten untersuchte und nachhaltig wirkende Methode zur Behandlung der Insomnie ist die Cognitive Behavioural Therapy for Insomnia (CBT-I) (Riemann, 2014). Diese störungsspezifische verhaltenstherapeutische Behandlung der Insomnie beinhaltet Elemente der Psychoedukation, der Entspannung, der Rhythmusstrukturierung und der kognitiven Umstrukturierung. Besonders relevant ist dabei die Bettzeitrestriktion. Da viele Patienten und Patientinnen mit Schlafstörungen »vorsorglich« früh ins Bett gehen und damit lange Liegezeiten haben, führt dieses Verhalten zu einem abnehmendem Schlafdruck und konsekutiven langen Wach- und Grübelzeiten. Das Programm der CBT-I, insbesondere die Verkürzung der Liegezeiten, bedarf einer aktiven Mitarbeit und hoher Veränderungsmotivation auf Seiten der Patient/-innen. CBT-I ist auch wirksam bei Schlafstörungen, die komorbid mit einer anderen psychischen Störung auftreten. Es ist aber nicht immer möglich, spezialisierte Therapeut/-innen dafür zu finden. Auch sind nicht alle Patient/-innen in der Lage, das Programm durchzuführen.

Auch wenn nicht ein komplettes CBT-I-Programm durchgeführt wird, sollten Veränderungen zur Wiedererlangung eines erholsamen Schlafes zentral in der Burnout-Behandlung sein. Die Behandlung von Schlafstörungen bedarf einiger Geduld und einer längeren therapeutischen Begleitung. Nach der Diagnostik stehen Informationen über erholsamen Schlaf und die Etablierung sogenannter schlafhygienischer Regeln am Beginn der therapeutischen Begleitung. Die Patienten und Patientinnen werden ermutigt, regelmäßige Schlaf- und Wachzeiten im Alltag zu etablieren, also einen festen Rhythmus aufzubauen. Ziel ist es, möglichst viel Schlafdruck aufzubauen, indem man Mittagsschlaf oder Einschlafphasen beim abendlichen Fernseher vermeidet, um wirklich müde ins Bett zu gehen. Dazu gehört es auch, auf Koffein in der zweiten Tageshälfte zu verzichten; ebenso ist sehr intensive sportliche Betätigung oder kaltes Duschen sowie die Exposition mit blauem Licht (Cave! Bildschirm) in dieser Zeit zu vermeiden. Aber auch Alkohol stört das Durchschlafen und die Tiefschlafphasen. Patient/-innen profitieren häufig von einem Einschlafritual (z. B. ein warmes Fußbad, eine Entspannungsübung oder Aromatherapie mit Lavendel oder anderen beruhigenden Essenzen).

Ausgleichende körperliche Betätigung am Tag sowie die Etablierung von Entspannungstechniken oder die Praxis von Achtsamkeitsübungen haben einen sehr positiven Effekt auf den Nachtschlaf (▶ Kap. 6.5.2) und sollten ein zentraler Therapiebaustein bei Patienten und Patientinnen mit Insomnie sein.

Leitliniengerecht sind nicht-pharmakologische Maßnahmen die Therapie der Wahl, bei Burnout-Patient/-innen mit starken und chronischen Schlafstörungen ist aber häufig eine vorübergehende pharmakologische Unterstützung notwendig (▶ Kap. 6.5.1).

Neben der Insomnie gibt es auch andere komorbide Schlafstörungen, z. B. das Restless-Legs-Syndrom oder die obstruktive Schlaf-Apnoe. Bei Verdacht darauf braucht es eine entsprechende Diagnostik und Therapie durch einen/n Schlafmediziner/-in.

6.5.4 Situation Arbeitsplatz

Arbeit sollte ein wichtiges Thema im therapeutischen Prozess sein, mit den Ziel, wieder ausreichende Ressourcen zu erlangen, um der Arbeit nachzugehen und dabei gesund zu bleiben. Sinnvoll ist es, mit den betroffenen Patient/-innen auch anzuschauen, was sich an der konkreten Arbeitssituation ändern sollte, damit sie wieder für die Betroffenen gut zu meistern ist. Manchmal helfen schon kleine Änderungen, z. B. mehr administrative Unterstützung oder Klarheiten in Bezug auf komplexe Vorgesetzenstrukturen, um die Arbeit zu erleichtern. Sehr bewährt hat es sich, dass Patienten und Patientinnen nicht nur ihr Arbeitsunfähigkeitszeugnis dem Betrieb schicken, sondern transparent über ihre Situation und die geplanten Schritte informieren. Dies erhöht auch die Wahrscheinlichkeit, dass Mitarbeitende ihre Anstellung behalten. Spätestens vor einem Wiedereinstieg empfiehlt es sich, ein Arbeitgebergespräch – mit dem Personalbereich und oder dem Vorgesetzten/der Vorgesetzten – zu führen, damit der Wiedereinstieg gut vorbereitet wird.

Bei komplexen Themen im Arbeitsbereich empfiehlt es sich, eine Sozialberatung oder ein Case-Management miteinzubeziehen. Im Rahmen einer Burnout-Behandlung kann auch das Thema einer beruflichen Neuorientierung aufkommen. Häufig, aber nicht immer, ist es sinnvoll, wenn der Patient/die Patientin zunächst am angestammten Arbeitsplatz bleibt oder dorthin zurückkehrt und von dort aus in Ruhe und mit einer guten Planung und Begleitung Schritte in eine berufliche Neuorientierung unternimmt. Immer wieder haben Patient/-innen im Rahmen ihrer Krise ein großes Bedürfnis, sofort den Arbeitsplatz aufzukündigen. Auch hier ist es meistens sinnvoller, sich einen solchen Schritt in Ruhe zu überlegen und Vor- und Nachteile abzuwägen.

Wichtig im therapeutischen Prozess ist aber auch, dass nicht-leistungsbezogene Faktoren wie Freundschaften, Hobbys, Kreativität einen wichtigen Teil eines vitalen und sinnerfüllten Lebens ausmachen.

7 Supportive Psychotherapie (SPT)

Häufig wenden sich von Burnout Betroffene in einer Krisensituation akut an ihren Hausarzt/ihre Hausärztin, mit großem Leidensdruck und dem Wunsch nach einer sofortigen Hilfe. Oder im Rahmen von somatischen Abklärungen stellt der Arzt/die Ärztin fest, dass es sich um eine stressbedingte Erkrankung im Rahmen einer chronischen Belastung im Leistungskontext handelt. Idealerweise arbeitet man mit Burnout-Expert/-innen aus dem Bereich Psychiatrie oder Psychologie zusammen und der Patient oder die Patientin erhält dort eine zeitnahe Unterstützung mit spezialisierter Psychotherapie, einem umfangreichen Angebot an Bewegung und Entspannung, sozialer Unterstützung und weiteren individuell zusammengestellten Optionen.

Dies entspricht nur selten der Realität. Spezialisierte Angebote sind rar und haben häufig lange Wartezeiten. Und nicht bei allem, »wo Burnout-Therapie draufsteht«, handelt es sich um seriöse Angebote, die auf wissenschaftlicher Basis entwickelt und evaluiert wurden.

So ist die betreuende Fachperson aus der Grundversorgung häufig damit konfrontiert, entweder vorübergehend eine Betreuung anbieten oder gar die gesamte therapeutische Begleitung selber etablieren zu müssen. In diesen Fällen profitieren viele von einem psychotherapeutischen Ansatz, der Supportive Psychotherapie (SP) genannt wird. Die Supportive Psychotherapie wurde entwickelt für chronisch kranke Menschen (Rössler, 2004). Sie ist der vermutlich am weitesten verbreitete psychotherapeutische Ansatz außerhalb der spezialisierten Psychotherapie. Es handelt sich dabei um eine vergleichsweise wenig ausformulierte therapeutische Methode, die überwiegend alltagspraktischen Regeln helfenden Handelns folgt.

Gemessen an der praktischen Bedeutung finden allerdings kaum Fort- und Weiterbildungen in dieser psychotherapeutischen Methode statt. Aber gerade dort, wo sich die meisten Patient/-innen mit Burnout in Behandlung befinden, d. h. bei den Hausärzten und Hausärztinnen und den Grundversorgern, ist in der Regel wenig psychotherapeutische Kompetenz im engeren Sinn vorhanden. Hausärzte/Hausärztinnen handeln immer dort, wo sie sich kompetent fühlen. Es ist deshalb wichtig, Hausärzte/Hausärztinnen und andere Personen im Gesundheits- und Sozialbereich zu befähigen, psychotherapeutisch unterstützend tätig zu sein.

Deswegen werden an dieser Stelle nicht hochspezialisierte psychotherapeutische Ansätze dargestellt, sondern das Rüstzeug vermittelt, das eine Fachperson benötigt, um reflektiert ihre Patient/-innen psychotherapeutisch unterstützen zu können. Dieses Kapitel über Supportive Psychotherapie wurde von dem Verfasser W.R. zu einem früheren Zeitpunkt als hilfreiche Methode bei der Betreuung chronisch psychisch Kranker geschrieben und hier zum Zwecke der Betreuung bei Patient/-

innen mit einem Burnout-Syndrom angepasst (Rössler, 2004). Dies erscheint insbesondere bei dem bekannten Mangel an spezialisierten Psychotherapieplätzen sinnvoll.

7.1 Psychotherapeutische Wirkprinzipien

Der Psychotherapiemarkt hat in den letzten Jahren eine enorme Ausweitung erfahren. Dutzende neuer Psychotherapieverfahren sind neben den klassischen drei Psychotherapieschulen, d.h. Psychoanalyse, Verhaltenstherapie und Gesprächspsychotherapie, mit dem Anspruch, wirksame Hilfe leisten zu können, aufgetreten. Die klassischen Schulen haben sich ihrerseits in verschiedene Richtungen weiterentwickelt. Die wenigsten dieser Verfahren haben den empirischen Beweis ihrer Wirksamkeit angetreten.

Von besonderer Bedeutung ist in diesem Zusammenhang das von Klaus Grawe (1995) entwickelte Konzept einer Allgemeinen Psychotherapie. Die Allgemeine Psychotherapie ist eine patienten- und problemorientierte, schulenübergreifende Psychotherapie auf wissenschaftlicher Basis. Nach Grawe gibt es folgende therapeutische Wirkprinzipien, welche den größten Teil der empirisch festgestellten Effekte verschiedener therapeutischer Ansätze erklären: Ressourcenaktivierung, Problemaktualisierung, aktive Hilfe zur Problembewältigung und Klärungsperspektive.

Becker (1999) erweitert diesen Ansatz um mehrere Dimensionen des Therapieprozesses im Hinblick auf die Bedeutung der Therapeut/-in-Patient/-in-Beziehung, die Bedeutung von Vertrauen, Selbstachtung und Gefühlen wie auch die Bedeutung von Realitätskonstruktionen.

Besondere Bedeutung in diesem Zusammenhang hat die Beziehung zwischen Patient/-in und Therapeut/-in. Sie ist, vielen Studien entsprechend, der wichtigste Wirkfaktor in einer Psychotherapie. Eine »gute« Beziehung ist gekennzeichnet durch Wertschätzung und fördernde Unterstützung. Sie ist Voraussetzung, damit ein/-e Patient/-in zur Kooperation bereit ist, Vertrauen entwickelt sowie bereit ist, sich mit schwierigen Themen auseinanderzusetzen und gegebenenfalls sich dann auch auf notwendige therapeutische Interventionen einlässt.

Definitionsgemäß steht das Burnout-Syndrom in Zusammenhang mit der Arbeits-/Leistungssituation der Betroffenen und hat deshalb naturgemäß Auswirkungen auf deren Beruf und dessen Umfeld – und in der Folge davon häufig auch in der partnerschaftlichen und familiären Sphäre.

In einer Hierarchie der Bedürfnisse steht für die Betroffenen die Sicherung der Lebensbasis zunächst im Vordergrund. Ein Burnout-Syndrom gefährdet die berufliche Stellung der Betroffenen in mehrfacher Hinsicht. Es kann im einfachsten Fall einen Karrierestopp zur Folge haben, aber es kann ebenso auch in einer Entlassung münden. Deshalb ist es vielen Betroffenen sehr wichtig, schnell wieder »fit zu sein«, um die berufliche Situation zu stabilisieren. Neben diesem Wunsch nach sozialer

Sicherheit stehen aber oft auch noch Wünsche nach Zuneigung, Geborgenheit und Anerkennung.

Dementsprechend konzentrieren sich die Gespräche der professionellen Helfer/-innen mit den Betroffenen auf Lebensentwürfe der Betroffenen im beruflichen und partnerschaftlichen/familiären Bereich. Weitere Themenfelder sind aber auch die persönliche Entwicklung, die Bewältigung von Alltagsproblemen, der Umgang mit der Erkrankung und der persönlichen Verletzlichkeit.

Nachfolgend einige Beispiele:

- »Meine Frau hat mich beruflich immer unterstützt. Gemeinsam haben wir immer überlegt, was meine nächste berufliche Station sein könnte. Sie lässt sich jetzt nicht anmerken, wie sehr sie enttäuscht ist. Aber ich weiß genau, was das für sie bedeutet.«
- »Nachdem ich das erste Mal einen Zusammenbruch hatte, hatte ich versucht, meine Arbeit so schnell wie möglich wieder aufzunehmen. Aber nach wenigen Tagen habe ich gemerkt, dass ich das aus eigener Kraft nicht mehr schaffe. Und dann hat sich noch meine Frau von mir getrennt. Erst hat sie noch zu mir gehalten, aber dann hat sie gemeint, dass sie nicht mehr die Kraft habe, sich sowohl um die Kinder allein zu kümmern als auch um mich.«
- »Als ich zur Arbeit zurückkehrte, waren alle sehr nett zu mir. Aber bald hatte ich das Gefühl, dass sie nicht wussten, wie sie mit mir umgehen sollten und welche Arbeiten sie mir zutrauen konnten.«
- »Irgendwie ist mir jetzt bewusst geworden, dass ich mich früher nur über den Beruf definiert habe. Logisch, dass ich jetzt ein Nichts bin, seit ich die Führungsposition verloren habe.«
- »Die Menschen sprechen so gedankenlos von Psychos; ich ja früher auch – jetzt bin ich selber einer.«
- »Früher war ich ständig unterwegs, häufig in mehreren Ländern während einer Woche. Jetzt merke ich, dass ich das nicht mehr so wegstecke, wie ich immer noch Pausen zwischendurch brauche.«
- »Seit ich umgezogen bin, stehen die Hälfte der Kisten unausgepackt in meiner Wohnung. Wenn ich nach der Arbeit nach Hause komme, denke ich: ›Heute packe ich sie aus.‹ Aber dann schaffe ich es doch nicht.«
- »Diese ständige Erschöpfung, das ist Schicksal. Da kann ich gar nichts machen.«
- »Sie sagen mir, dass ich jetzt unterstützend Schlafmedikamente einnehmen sollte. Mir macht das Angst. Ich habe noch nie Psychopharmaka eingenommen.«
- »Ich spüre genau: Wenn ich Stress habe, wird mir übel und ich bekomme Durchfall.«
- »Wenn ich in einem Meeting bin, kann ich oft nicht mehr richtig zuhören. Irgendwie lenkt mich das ab. Dann sag ich gar nichts mehr.«

Die Themenbereiche, mit denen die professionellen Helfer/-innen sich auseinanderzusetzen haben, sind somit komplex und auf verschiedenen Ebenen angesiedelt. Neben der Psychotherapie braucht es dann oft noch andere Unterstützungsmöglichkeiten. So kann es sinnvoll sein, die verschiedenen Aspekte der Therapie (▶ Kap. 6) unter mehreren Personen aufzuteilen, z. B. unter Arzt/Ärztin, Psychologe/Psychologin, Physiotherapeut/-in und Sozialberatung, wobei eine Person die verantwortliche Fallführung übernehmen sollte.

7.2 Supportive Psychotherapie im Lichte verschiedener Therapieschulen

In der vergleichsweise spärlichen Literatur zur SPT wird dieser Therapieansatz vorwiegend der Humanistischen Psychologie zugeordnet. Der größte Teil der Autor/-innen bewertet SPT dabei aus tiefenpsychologischer Sicht. In diesem Zusammenhang wird diskutiert, ob SPT überhaupt als eigenständige Psychotherapieform gelten kann oder allenfalls eine hilfreiche Methode darstellt, mittels derer die Patienten gegebenenfalls zu einer weiterführenden »richtigen« Psychotherapie motiviert und vorbereitet werden können (Möhlenkamp, 1999). Crown (1988) geht so weit zu postulieren, dass Psychotherapie und Supportive Therapie sich gegenseitig ausschließen. Der größere Anteil der Autoren und Autorinnen erkennt allerdings an, dass supportive Elemente Bestandteil jedes psychotherapeutischen Konzeptes sind.

In der Psychotherapieliteratur spielt SPT die Rolle eines Aschenputtels. Wie im Märchen ist den eitlen Schwestern ihre Überheblichkeit allerdings nicht besonders gut bekommen: Einige Studien belegen, dass SPT den geprüften Ansätzen teilweise ebenbürtig, teilweise sogar überlegen ist (Rockland, 1993, 1995). Die Zielsetzung der ressourcenorientierten SPT ist dabei weniger auf eine Umstrukturierung der Persönlichkeit als vielmehr auf eine Steigerung des Selbstbewusstseins und das Erlernen verschiedener adaptiver Strategien zur Alltagsbewältigung gerichtet.

7.3 Methoden und Techniken Supportiver Psychotherapie

7.3.1 Kooperative Beziehungsgestaltung

Die Herstellung einer tragfähigen Beziehung bildet das Fundament Supportiver Psychotherapie. In der SPT ist es von besonderer Bedeutung, dass sich Therapeut/-in und Patient/-in nicht als Expert/-innen und Laien oder als Wissende und Unwissende begegnen, sondern sie teilen grundsätzlich eine gemeinsame Weltsicht. Die kooperative Beziehung ist eine symmetrische Beziehung, die die Autonomie des Patienten/der Patientin achtet.

(Therapeut): »Ich kann mir gut vorstellen, wie sie sich geärgert haben, als er ihnen einfach den Rücken zugekehrt hat.«

(Therapeutin): »So wie Sie das schildern, kann man davon ausgehen, dass X schon immer so war.«

(Therapeut): »Sie haben mir erzählt, dass X sonst ganz anders ist. Da würde ich mal davon ausgehen, dass X einfach nicht gut drauf war.«

Der Einsatz von Expertenwissen erfolgt in der kooperativen Beziehung auf einer anderen Ebene: Der Patient/die Patientin kann im gemeinsamen Gespräch mit dem Therapeuten/der Therapeutin entscheiden, ob er/sie bereit ist, andere Sicht- und Handlungsweisen, die sich zunächst einmal nicht in die eigene Weltsicht integrieren lassen, zu akzeptieren, um längerfristig mehr Autonomie, d.h. Handlungs- und Entscheidungsfähigkeit, zu gewinnen.

(Therapeut): »Ihre panischen Ängste, wenn Sie unter Menschen sind, haben wir lange miteinander besprochen. Jetzt haben Sie das Problem, dass Sie mehr und mehr Menschen aus dem Weg gehen und sich immer mehr isolieren. In der Verhaltenstherapie machen wir genau das, was Ihnen am meisten Angst macht: wir gehen mit Ihnen unter Menschen. Die Erfahrung zeigt, dass dann die Angst, die zunächst unerträglich scheint, wieder abnimmt, und Sie merken, dass gar nichts passiert ist. Wir müssen gemeinsam überlegen, ob Sie diesen Weg einmal ausprobieren möchten.«

7.3.2 Realer Therapeut/reale Therapeutin

Bei den meisten psychotherapeutischen Ansätzen bleibt der Therapeut/die Therapeutin anonym, gleichsam ein Spiegel der Phantasien seiner/ihrer Patient/-innen. In psychodynamischen Therapien bildet dies ein zentrales Element der Therapie, nämlich wie der Patient/die Patientin diese Beziehung gestaltet und interpretiert.

In SPT dient die Beziehung der Vertrauensbildung. Der Patient/die Patientin bedient sich hierbei der eigenen Weltsicht, wie und warum man Menschen vertrauen kann. In diesem Sinne ist der supportiv tätige Therapeut, die Therapeutin nicht einfach eine Projektionsfläche für den Patienten, die Patientin, sondern ein real empfundener und wahrgenommener Mensch.

(Patient): »Hatten Sie schöne Ferien?«
(Therapeut): »Ja, die ersten zwei Wochen brauche ich immer, um abschalten zu können. Aber dann war es sehr schön. Jetzt habe ich wieder Kraft für meine Arbeit.«

(Patientin): »Sie sehen so müde aus?«
(Therapeutin): »Ja, es war ein langer Tag. Es geht jetzt aber schon noch.«

(Patient, sieht ein Kinderbild auf dem Schreibtisch des Therapeuten): »Ist das Ihr Kind?«
(Therapeut): »Ja, ziemlich anstrengend und zur Erholung gehe ich arbeiten.«

Wichtig ist in diesem Zusammenhang zu wissen, dass der Therapeut/die Therapeutin sich in privaten Dingen nicht ganz verschließt, ohne wirklich in einen privaten Dialog einzutreten. Selbstverständlich ist es, dass dabei klare Grenzen der Professionalität eingehalten werden.

(Patient): »Sind Sie verheiratet?«
(Therapeut): »Ja schon. Aber ich weiß, dass Sie das beschäftigt, weil Sie sich selbst so sehr eine enge Beziehung wünschen.«

7.3.3 Rahmenbedingungen vereinbaren

Supportive Psychotherapie beinhaltet zwingend, dass der Patient/die Patientin über das geplante Vorgehen informiert und mit diesem einverstanden ist. Dies unterscheidet SPT vom impliziten Einsatz supportiver Elemente in der »normalen« Betreuung und Behandlung, was selbstverständlich auch möglich und nützlich ist. Es ist dann eben keine SPT.

Ungleich den meisten anderen therapeutischen Verfahren erlaubt SPT, das Setting der Therapie mit dem Patienten/der Patientin zu verhandeln und so den Bedürfnissen entsprechend flexibel zu gestalten. Dies betrifft z. B. die Häufigkeit und Länge der Therapiegespräche. In der Literatur wird häufig die fehlende zeitliche Limitierung als Besonderheit von SPT hervorgehoben. Nach Einschätzung des Verfassers ist es trotzdem sinnvoll, ein provisorisches Limit zu benennen, auch wenn die Betreuung (u. U. mit supportiven Elementen) darüber hinaus fortgeführt wird.

Als weitere Besonderheit von SPT gilt die örtliche »Ungebundenheit«, d. h., dass SPT nicht zwingend in einer psychotherapeutischen Praxis oder den Räumen einer Institution durchgeführt werden muss. Patient/-in und Therapeut/-in sind relativ frei in ihrer Wahl, sofern der gewählte Ort eine gewisse Vertraulichkeit garantiert. Das kann auch bei dem Patienten/der Patientin zuhause oder auf einem Spaziergang sein. Gerade Letzteres wird häufig von Patient/-innen als angenehm geschildert, weil dem Gespräch die Anonymität genommen ist und sie sich in einer gewissen Beiläufigkeit öffnen können. Auch hier ist wieder genau zu klären, inwieweit auch weiterhin die professionellen Grenzen eingehalten werden.

(Therapeut): »In den letzten Monaten hatte ich Gelegenheit, Sie etwas näher kennen zu lernen. Meistens hatten Sie ja ganz konkrete Anliegen und Fragen an mich. Trotzdem hatte ich den Eindruck, dass es Ihnen ganz gutgetan hat, wenn wir auch anderes mal besprechen konnten. Ich möchte Ihnen deshalb vorschlagen, dass wir eine Gesprächstherapie beginnen. Im Wesentlichen geht es darum, dass wir gemeinsam Ihre Stärken und Schwächen entdecken und zusammen überlegen, wie Sie Ihr Leben noch besser bewältigen können ... Ich würde vorschlagen, dass wir uns hierfür einmal in der Woche für jeweils eine halbe Stunde treffen. Wir können uns hier treffen, aber wenn Sie wollen, könnte ich auch gelegentlich bei Ihnen zuhause vorbeikommen. Das hätte den Vorteil, dass ich mir auch ganz konkret vorstellen kann, wie Sie leben. Nach einem halben Jahr sollten wir dann aber erst einmal Bilanz ziehen und gemeinsam überlegen, ob es Ihnen in der Form weitergeholfen hat ... Wir sind da ganz frei, wie es weitergeht.«

7.3.4 Ziele klären

Zu Beginn empfiehlt es sich, zu einer Zielvereinbarung zu kommen. Die vereinbarten Ziele sollten realistisch sein und in einem erreichbaren Horizont liegen.

(Therapeutin): »Was würde eigentlich passieren, wenn Sie die geplante Fortbildung nicht schaffen? ... Wenn Sie sich jetzt entscheiden müssten, was wäre Ihnen wichtiger? ... Was wäre eigentlich, wenn Sie dieses Problem nicht mehr hätten? ...«

Der Therapeut/die Therapeutin soll dem Patienten/der Patientin helfen, die Wichtigkeit der einzelnen Ziele zu ordnen, z. B. ob es sich um einfache/schwierige, kurzfristige/längerfristige, konkrete/unbestimmte oder selbst gesteckte/von anderen vorgegebene Ziele handelt. In einem weiteren Schritt kann diskutiert werden, welche Ziele Vorrang haben und/oder wie die einzelnen Ziele zusammenhängen. Die Grundlage von SPT bilden i. d. R. die selbst gesetzten Ziele.

Der Prozess der Zielklärung ist häufig von Problemen begleitet. Die Patient/-innen benennen dann z. B. abstrakte oder klischeehafte Ziele. Für den Therapeuten/die Therapeutin kann es nicht darum gehen, diese Ziele prinzipiell infrage zu stellen (»Das ist ja völlig unrealistisch, das können Sie vergessen!«), sondern konkrete Zwischenschritte aufzuzeigen, die es dem Patienten/der Patientin ermöglichen, die selbstgesetzten Ziele immer wieder zu überprüfen.

(Patient nach längerem Ausfall nach einem Burnout im Rahmen seines Medizinstudiums): »Ich möchte mich nach dem Examen für ein Post-Doc an einer Eliteuniversität bewerben.«
Therapeut: »Das kann ich gut verstehen. Zur Vorbereitung sollten Sie ein paar Zwischenschritte einlegen. Z. B. sollten wir uns überlegen, was zu tun ist, damit Sie sich wieder besser konzentrieren können.«

(Migränepatient im Rahmen einer chronischen Überforderung): »Ich möchte einfach keine Kopfschmerzen mehr haben.«
Therapeut: »Mir scheint es wichtig, erst einmal zu lernen wahrzunehmen, in welchem Zusammenhang ihre Migräneattacken entstehen.«

Der Zielklärungsprozess findet kontinuierlich statt und sollte häufiger überprüft werden, insbesondere wenn die Schritte der Umsetzung sich nicht realisieren lassen.

Beispiele (Therapeut): »Wir sollten uns nochmals zusammensetzen und überlegen, ob wir (das Problem) so lösen können. Ihrem Wunsch, das Problem hinter sich zu lassen, kann ich gut verstehen, aber ich finde das auch sehr frustrierend, wenn gar nichts vorwärts geht. Wir müssen wirklich überlegen, wie realistisch Ihr Wunsch im Moment ist.«

7.3.5 Subjektive Krankheitstheorien berücksichtigen

Bereits bei der Zielklärung findet ein zentrales Element von SPT Berücksichtigung: die subjektiven Krankheitstheorien. Sie bilden den Ausgangspunkt für nahezu alle weiteren Therapievereinbarungen.

> (Alleinerziehende Mutter mit Burnout): »Sie waren ja damals klar der Meinung, dass Ihre Erkrankung mit der Trennung von Ihrem Mann zusammenhing. Sie hatten gesagt, dass Sie sich den Aufgaben der Erziehung ihrer zwei Söhne nicht gewachsen fühlen.«

Bei dem subjektiven Krankheitsverständnis geht es darum, zu klären, ob es sich um eine Krise oder eine Krankheit handelt und welche Ursachen ihr zugrunde liegen. Es stellt sich die Frage nach Unterstützungsmöglichkeiten, Therapien, aber auch welchen Beitrag die betroffene Person selber leisten kann. Diese Klärungsschritte zum subjektiven Krankheitsverständnis von Patient/-innen sind für die Wirksamkeit von SPT von hoch relevant.

7.3.6 Informationen vermitteln

Zusätzliche Vermittlung von Informationen durch theoretische Konzepte oder Erklärungen sind dann wirksam, wenn der Patient/die Patientin diese Informationen in die eigenen subjektiven Theorien integrieren kann und sie als hilfreich empfindet. V. a. soll die Information dem Patienten/der Patientin ein besseres Selbstmanagement ermöglichen.

> (Therapeutin): »Wir glauben, dass ... (es folgt die Information). Aber entscheidend ist ja eigentlich, ob Ihnen die Information im Alltag hilft. Was meinen Sie?«

> (Therapeut): »Fühlen sie sich durch die Information entlastet oder denken Sie jetzt etwa ›Das ist die Krankheit und da kann ich sowieso nichts machen?‹«

> (Therapeut): »Wenn Sie das jetzt rekapitulieren, was ich Ihnen gesagt habe, was glauben Sie denn: Können Sie davon im Alltag gebrauchen?«

Wichtig ist es in diesem Zusammenhang, nicht nur zu vermitteln, was der die betroffene Person nicht mehr kann, sondern was ihr möglich ist, z. B. im Zusammenhang mit Medikamenten oder sozialer Unterstützung.

(Therapeut): »Ich weiß, dass Sie nicht gerade von den Medikamenten begeistert sind. Aber im Moment könnten es Ihnen helfen, mit Hilfe von medikamentöser Unterstützung aus den schweren Schlafstörungen und den nächtlichen Grübelspiralen herauszukommen und morgens etwas erholter aufzustehen. Ihre große Angst ist ja, dass es Ihnen nicht mehr gelingt, die familiären Aufgaben zu erledigen.«

7.3.7 Aktives Bemühen

In den vorigen Abschnitten ist bereits deutlich geworden, dass der Therapeut/die Therapeutin ein aktiver Partner/eine aktive Partnerin des/der Betroffenen ist. Aktives Bemühen heißt in diesem Zusammenhang, den Betroffenen/die Betroffene aktiv anzuleiten, das eigene Leben selbständig zu gestalten. Wichtigster Grundsatz ist dabei, den subjektiven Lebensbezug des Patienten/der Patientin zu respektieren. Dies wiederum bedeutet nicht, »alles« zu akzeptieren, was die betroffene Person wünscht, eher im Dialog mit ihr Ziele zu klären, Ziele an der Realität zu messen, alternative Optionen zu diskutieren wie auch neue Wege aufzuzeigen.

7.3.8 Arbeiten im Hier und Jetzt

Viele Therapieschulen nehmen Bezug auf früh(kindlich)e Erfahrungen, um gegenwärtiges psychisches Leiden zu erklären. Solche Erklärungsmuster für psychische Erkrankungen gehören heute zum Kernbestand von Alltagswissen (z. B. »Ich kann kein Vertrauen zu Menschen entwickeln, weil ich als Kind nicht geliebt wurde.«) SPT akzeptiert prinzipiell diese »Wissensbestände«, versucht aber vorwiegend im »Hier und Jetzt« den Betroffenen neue Erfahrungen zu ermöglichen. SPT setzt den Schwerpunkt darauf, gewohnheitsmäßige Problemlösungsstrategien zu durchbrechen. Dies geschieht naturgemäß im »Hier und Jetzt« durch das Erproben neuer, besser angepasster Lösungswege.

7.3.9 Nutzung der Ressourcen

Therapeut/-innen neigen dazu, als Vertreter einer helfenden Profession meistens auf die Defizite ihrer Patient/-innen zu achten. Was immer Therapeut/-innen ihren Patient/-innen an funktionaleren oder besser angepassten Strategien vorschlagen mögen, wird aber an den Fähigkeiten der Patient/-innen, also an ihren Ressourcen, ansetzen müssen. Die Bereitschaft der Patient/-innen zur Veränderung ist umso größer, je mehr von ihren persönlichen Stärken und Fähigkeiten ausgegangen wird (Fiedler, 2000).

Neben den personalen Ressourcen sind es besonders die sozialen Unterstützungssysteme, die in der SPT eine große Rolle spielen. Es gibt eine große Zahl von Untersuchungen, die auf die Bedeutung der sozialen Ressourcen verweisen. Die von den Betroffenen berichtete Lebensqualität weist einen engen Zusammenhang mit der Quantität und Qualität sozialer Netzwerke auf. Teil dieses sozialen Netzwerkes sind auch die professionellen Helfer/-innen. Die Qualität der Helfer/-innen wird von den Patient/-innen häufig weniger in der Professionalität als vor allem in ihrer menschlichen Zuwendung zu den Betroffenen gesehen. Professionalität wird i. d. R. von den Patient/-innen vorausgesetzt.

7.3.10 Symptome positiv umdeuten

Im professionellen Diskurs sind Patient/-innen zwanghaft, schizoid, paranoid, histrionisch, rigide, selbstunsicher oder affektlabil usw. Den Patient/-innen selbst sind diese Charakterisierungen zwar im Einzelnen meistens nicht bekannt, aber sie spüren in der Interaktion gewisse Ressentiments ihnen gegenüber, und zwar nicht nur im Gespräch mit professionellen Helfer/-innen, sondern auch im Alltagskontakt. Häufig sind ihre Verhaltensweisen dysfunktional und bringen ihnen mehr Nach- als Vorteile – aber eben nicht nur Nachteile. Es ist deshalb nützlich, Menschen mit niedrigem Selbstwertgefühl auch die möglicherweise positiven Aspekte ihres Handelns zu verdeutlichen. Aus den vorgenannten Charakterisierungen werden positive Eigenschaften wie gewissenhaft statt zwanghaft, zurückhaltend statt schizoid, sensibel statt paranoid, ausdrucksstark statt histrionisch, prinzipientreu statt rigide, selbstkritisch statt selbstunsicher oder empfindsam statt affektlabil. Diese Charakterisierungen bieten wesentlich günstigere Anknüpfungspunkte für Veränderungsgespräche, da Betroffene sich nicht von vornherein abgewertet fühlen. Beispielsweise wird eine zwanghafte Person in gewissem Umfang selbst unter ihrer »Gewissenhaftigkeit« leiden, und ein Gespräch darüber, wo sie die eigene Gewissenhaftigkeit beeinträchtigt, wird bei ihr auf mehr Resonanz stoßen.

7.3.11 Positive Rückmeldung

Es wurde schon mehrfach angesprochen, dass leistungsorientierte Menschen in der Situation eines Burnouts oft sehr unter einem erniedrigten Selbstwertgefühl leiden. Dies führt zu einer Negativspirale, in der sie sich entwerten und zunehmend passiver und hilfloser fühlen. Außerdem wird die Aufmerksamkeit vorwiegend auf negative Ereignisse oder negative Reaktionen der Umwelt gerichtet, was wiederum im Sinne einer Bestätigung zu dem eigenen (negativen) Selbstbild weiter beiträgt. Diesem Prozess der Entwertung und Negativierung sollte der Therapeut/die Therapeutin ein Modell des Optimismus und der Ermutigung entgegenstellen. Optimismus und Ermutigung entsprechen dabei der therapeutischen Grundhaltung der SPT.

7.3.12 Schlussbemerkung: Supportive Therapie in der Behandlung von Burnout-Patient/-innen

Supportive Psychotherapie wird hier als Oberbegriff für verschiedene Therapieansätze verstanden, die das Ziel haben, den Patient/-innen zu mehr Autonomie und besserer Bewältigungskompetenz zu verhelfen. Die Supportive Therapie wurde v. a. in der Betreuung chronisch kranker Patienten entwickelt. Die Therapieprinzipien lassen sich aber sehr gut auch auf andere psychische Probleme übertragen und auch bei Burnout-Patienten anwenden. Dabei wird vielfach Rückgriff auf bewährte Methoden und Techniken anderer Therapieschulen genommen. Das »Besondere« von SPT ist, dass die Therapie vorwiegend auf der Folie der subjektiven Weltsicht und aus dem Alltagsverständnis des Patienten/der Patientin heraus durchgeführt wird. In diesem Sinne sind Patient/-in und Therapeut/-in gleichgestellt. Wichtigste Eckpfeiler der Therapie sind Freiwilligkeit und Transparenz.

Insbesondere eröffnet SPT Möglichkeiten, Sicht- und Handlungsweisen von Patient/-innen und Therapeut/-innen zu integrieren und die Beziehungsformen untereinander neu zu definieren. Und mit der Anwendung von SPT kann die bisherige Versorgung von Burnout-Patient/-innen v. a. durch Hausärzte und Hausärztinnen verbessert werden.

Dabei ist die SPT eine Möglichkeit, die eigenen Patienten und Patientinnen vollumfänglich zu behandeln. Sie kann auch eine wertvolle Überbrückung bieten, bis ein spezialisierter ambulanter oder stationärer Burnout-Therapieplatz frei wird. Wichtig ist für den Therapeuten/die Therapeutin auch die eigenen Grenzen anzuerkennen. So kann sich hinter einer Burnout-Symptomatik zum Beispiel auch eine schwere narzisstische Störung oder eine frühkindliche Traumatisierung verbergen. Hier bedarf es dann häufig einer spezialisierten Therapie. Trotz allem können auch diese Patienten und Patientinnen von einer SPT profitieren, bis sie dann ein störungsspezifisches Therapie Programm erhalten.

Ergänzend sind neben dem psychotherapeutischen Ansatz der SPT die in ▶ Kap. 6 dargestellten Elemente der multimodalen Behandlung integrierbar, z. B. die Ansätze von Entspannung und körperlicher Aktivierung in Zusammenarbeit mit Physiotherapeuten und -therapeutinnen.

Literatur

Ahola, K., & Hakanen, J. (2007). Job strain, Burnout, and depressive symptoms: a prospective study among dentists. *J Affect Disord*, *104*(1–3), 103–110.
Angelini, G. (2023). Big five model personality traits and job Burnout: a systematic literature review. *BMC Psychol*, *11*(1), 49.
Ballweg, T., Seeher, C., Tschitsaz, A., Bridler, R., & Cattapan, K. (2013). SymBalance: Ein theoriebasiertes, integratives Therapiekonzept zur Behandlung von Burnout. *Schweiz Arch Neurol Psychiatr.*, *164*(05).
Becker, P. (1999). Allgemeine und differentielle Psychotherapie auf systemischer Grundlage. In R. F. B. Wagner, P. (Hg.), *Allgemeine Psychotherapie. Neue Ansätze zu einer Integration psychotherapeutischer Schulen*. Hogrefe.
Bohl, C., Karnaki, P., Cheli, S., Fornes Romero, G., et al. (2022). Psychische Belastung von Kindern und Jugendlichen in der Coronazeit. *Prävention und Gesundheitsförderung*.
Brühlmann, T. (2013). Burnout. Stressverarbeitungsstörung und Lebenssinnkrise. *Schmerz*, *27*(5), 521–532.
Buddeberg, C. H. (2004). *Psychosoziale Medizin* (Vol. 3). Springer.
Burisch, M. (2014). *Das Burnout-Syndrom – Theorie der inneren Erschöpfung*. Springer.
Camenisch, D. A., Schäfer, O., Minder, I. A., & Cattapan, K. (2022). Der Einfluss der Arbeit auf das Wohlbefinden unter Berücksichtigung verschiedener Berufsprofile. *Prävention und Gesundheitsförderung*, *17*(3), 336–342.
Crown, S. (1988). Supportive Psychotherapy: A Contradiction in Terms? *The British Journal of Psychiatry*, *152*(2), 266–269.
Demerouti, E., Bakker, A. B., Nachreiner, F., & Schaufeli, W. B. (2001). The job demands-resources model of Burnout. *J Appl Psychol*, *86*(3), 499–512.
Demerouti, E., & Nachreiner, F. (2018). Zum Arbeitsanforderungen-Arbeitsressourcen-Modell von Burnout und Arbeitsengagement – Stand der Forschung. *Z Arb Wiss*, *73*, 119–130.
DGPPN. (2012). Positionspapier der Deutschen Gesellschaft für Psychiatrie, Psychotherapie und Nervenheilkunde (DGPPN) zum Thema Burn-out. 11. Hauptstadtsymposium zum Thema »Burn-out – Der Preis für die Leistungsgesellschaft?« (*www.dgppn.de*).
DGPPN. (2018). Psychische Erkrankungen in Deutschland: Schwerpunkt Versorgung. In DGPPN (Hg.), *Dossier* (S. 40).
DGPPN. (2023). Basisdaten – Psychische Erkrankungen.
Diedrich, L., Fischer, S., Kleinlercher, K. M., & Rössler, W. (2015). *Gesundheit im Unternehmen: Psychosoziale Ressourcen erhalten, Potenziale entwickeln*. Kohlhammer.
Enzmann, D. (2006). Gestresst, erschöpft oder ausgebrannt – Einflüsse von Arbeitssituation, Empathie und Coping auf den Burnoutprozess. Profil Verlag.
Eriksson M, Lindström B. (2007). Antonovsky's sense of coherence scale and its relation with quality of life: a systematic review. *J Epidemiol Community Health*, *61*(11), 938–944.
Fiedler, P. (2000). Integrative Psychotherapie bei Persönlichkeitsstörungen. Hogrefe.
Flückiger, C. & Regli D. (2007). Die Berner Ressourcen-Taskforce: Ein Praxis-Forschungs-Netzwerk zur Erkundung erfolgreicher Wirkfaktor-Muster. *Verhaltenstherapie & Psychosoziale Praxis*, *38*(4), 777–778.
Gallup. (2023). *State of the Global Workplace. The Voice of the World's Employees*.
Garden, A. M. (1991). Relationship between Burnout and performance. *Psychol Rep*, *68*(3 Pt 1), 963–977.

Gräfe, K., Zipfel S., Herzog, W. & Löwe, B. (2004). Screening psychischer Störungen mit dem »Gesundheitsfragebogen für Patienten (PHQ-D). Ergebnisse der deutschen Validierungsstudie. *Diagnostica, 50*, 171–181.
Grawe, K. (1998). *Psychologische Therapie.* Hogrefe.
Grawe, K., Donati, R., Bernauer, F. (1995). *Psychotherapie im Wandel – Von der Konfession zur Profession.* Hogrefe.
Grosse Holtforth, M. K., Anita C., & Hochstrasser, B. (2016). Burnout und Burnouttherapie. *Psychotherapie im Dialog, 17*(02), 26–29.
Haller, L., Höhler, S., & Stoff, H. (2014). Stress – Konjunkturen eines Konzepts. *Zeithistorische Forschungen, 11*, 359–381.
Hautzinger, M. (1997). *Kognitive Verhaltenstherapie bei Depressionen.* Psychologie Verlags Union.
Heim, C., Dammering, F., & Entringer, S. (2020). Frühe Programmierung von Gesundheit und Krankheit. In U. T. Egle, C. Heim, B. Strauss, & R. von Känel (Hg.), *Psychosomatik – neurobiologisch fundiert und evidenzbasiert* (S. 185–192). Kohlhammer.
Hillert, A., Albrecht, A., & Voderholzer, U. (2020). The Burnout Phenomenon: A Resume After More Than 15,000 Scientific Publications. *Front Psychiatry, 11*, 519237.
Hochstrasser, B., Brühlmann, T., Cattapan, K., et al. (2016). Burnout-Behandlung Teil 2: Praktische Empfehlungen. *Schweiz Med Forum, 16*(2627), 561–566.
Jacob, K. S. (2009). Major depression: revisiting the concept and diagnosis. *Advances in Psychiatric Treatment, 15*(4), 279–285.
Jeung-Maarse, H., & Herpertz, S. C. (2020). Neues zur Diagnostik und Therapie von Personlichkeitsstorungen – Anderungen in ICD-11. *Nervenarzt, 91*(9), 863–871.
Kabat-Zinn, J. (2019). *Gesund durch Meditation – Das große Buch der Selbstheilung mit MBSR.* Knaur Leben.
Kaluza, G. (2004). *Stressbewältigung: Trainingsmanual zur psychologischen Gesundheitsförderung.* Springer.
Karasek, R. A., Theorell, T., Schwartz, J. E., et al. (1988). Job characteristics in relation to the prevalence of myocardial infarction in the US Health Examination Survey (HES) and the Health and Nutrition Examination Survey (HANES). *Am J Public Health, 78*(8), 910–918.
Karlson, B., Jönsson, P., Pålsson, B., et al. (2010). Return to work after a workplace-oriented intervention for patients on sick-leave for Burnout -a prospective controlled study. *BMC Public Health, 10*, 301.
Kleiber, D., Enzmann, D., & Gusy B. (1993). Arbeitssituation und Burnout bei Beschäftigten im Aids-Bereich. In C. Lange (Hg.), *Aids – eine Forschungsbilanz* (S. 93–110). Edition Sigma.
Kleinlercher, K. M., Fischer, S., Müller-Kanneberg, B., & Rössler, W. (2015). *Psychische Belastungen am Arbeitsplatz erkennen – UBalance – Fragebogen für Mitarbeiter.* Kohlhammer.
Kleinlercher, K.-M., Fischer, S., Müller-Kanneberg, M., Rössler, W. (2015). *Psychische Belastungen am Arbeitsplatz erkennen.* Kohlhammer.
Koeske, G. F., & Kirk, S. A. (1995). Direct and buffering effects of internal locus of control among mental health professionals. *Journal of Social Service Research, 20*(3–4), 1–28.
Korczak, D., Wastian, M., & Schneider, M. (2012). Therapy of the Burnout syndrome. *GMS Health Technol Assess, 8*, Doc05.
Krieger, R., & Arial, M. (2020). Ausgewählte Ergebnisse der Schweizerischen Gesundheitsbefragung. In E. D. f. W. Staatssekretariat für Wirtschaft SECO, Bildung und Forschung WBF (Hg.), (S. 1–13).
Lauber C, Nordt C, Falcato L, Rössler W. (2004). Factors influencing social distance toward people with mental illness. *Community Ment Health J., 40*(3), 265–274.
Lauber C., Nordt C., Haker H., Falcato L, Rössler W. (2006). Community psychiatry: results of a public opinion survey. *Int J Soc Psychiatry, 52*(3), 234–242.
Lee, R. T., & Ashforth, B. E. (1996). A meta-analytic examination of the correlates of the three dimensions of job Burnout. *J Appl Psychol, 81*(2), 123–133.
Lenz, A. (2000). Förderung sozialer Ressourcen – eine gemeindepsychologische Perspektive. *Gruppendynamik, 31*(3), 277–302.
Linden, M., & Maercker, A. (2011). *Embitterment: Societal, psychological, and clinical perspectives.* Springer-Verlag Publishing/Springer Nature.

Lindert, J., Schouler-Ocak, M., Heinz, A., & Priebe, S. (2008). Mental health, health care utilisation of migrants in Europe. *Eur Psychiatry, 23 Suppl 1*, 14–20.

Luken, M., & Sammons, A. (2016). Systematic Review of Mindfulness Practice for Reducing Job Burnout. *Am J Occup Ther, 70*(2), 7002250020p7002250021–7002250020p7002250010.

Maslach, C., & Jackson, S. E. (1984). Patterns of Burnout among a national sample of public contact workers. *Journal of Health and Human Resources Administration, 7*(2), 189–212.

Maslach, C., Leiter, M. P., & Jackson, S. E. (2012). Making a significant difference with Burnout interventions: Researcher and practitioner collaboration. *Journal of Organizational Behavior, 33*(2), 296–300.

McCrae, R. R., & John, O. P. (1992). An introduction to the five-factor model and its applications. *J Pers, 60*(2), 175–215.

Miller, T. Q., Smith, T. W., Turner, C. W., et al. (1996). A meta-analytic review of research on hostility and physical health. *Psychol Bull, 119*(2), 322–348.

Möhlenkamp, G. (1999). Supportive Therapie – eine nützliche Nebensache oder ein psychotherapeutisches Basiskonzept? *Sozialpsychiatr Informationen, 4*, 2–6.

Nickel, R., & Egle, U. (2001). Coping with conflict as pathogenetic link between psychosocial adversities in childhood and psychic disorders in adulthood. *Zeitschrift für Psychosomatische Medizin und Psychotherapie, 47*(4), 332–347.

Nordt, C., & Stohler, R. (2006). Incidence of heroin use in Zurich, Switzerland: a treatment case register analysis. *Lancet, 367*(9525), 1830–1834.

Orosz, A., Federspiel, A., Eckert, A., et al. (2021). Exploring the effectiveness of a specialized therapy programme for Burnout using subjective report and biomarkers of stress. *Clin Psychol Psychother, 28*(4), 852–861.

Pfennig, B., & Hüsch, M. (1994). Determinanten und Korrelate des Burnout-Syndroms: Eine meta-analytische Betrachtung. Berlin.

Pierce, C. M., & Molloy, G. N. (1990). Psychological and biographical differences between secondary school teachers experiencing high and low levels of Burnout. *Br J Educ Psychol, 60* (Pt 1), 37–51.

Reed, M. B., Vanicek, T., Seiger, R., et al. (2021). Neuroplastic effects of a selective serotonin reuptake inhibitor in relearning and retrieval. *Neuroimage, 236*, 118039.

Riemann, D. (2014). Nicht pharmakologische Insomnietherapie. *Ther Umsch, 71*(11), 687–694.

Rockland, L. H. (1993). A review of supportive psychotherapy, 1986–1992. *Hosp Community Psychiatry, 44*(11), 1053–1060.

Rockland, L. H. (1995). Advances in supportive psychotherapy. *Current Opinion in Psychiatry, 8*(3).

Rosa, H. (2016). Resonanz – Eine Soziologie der Weltbeziehung. Suhrkamp.

Rösing, I. (2003). Ist die Burnout-Forschung ausgebrannt? Analyse und Kritik der internationalen Burnout-Forschung. Asanger Verlag.

Rössler, W. (2004). Supportive Psychotherapie. In W. Rössler (Hg.), *Psychiatrische Rehabilitation* (S. 134–145). Springer.

Rössler, W., Hengartner, M. P., Ajdacic-Gross, V., & Angst, J. (2013). Zusammenhang zwischen Burnout und Persönlichkeit: Ergebnisse aus der Zürich-Studie. *Nervenarzt, 84*(7), 799–805.

Rothe, N., & Specht, M. (2021). Schlaf und Burnout: Ein Überblick. *Somnologie, 25*(3), 186–196.

Samuels, J. (2011). Personality disorders: epidemiology and public health issues. *Int Rev Psychiatry, 23*(3), 223–233.

Schaarschmidt, U., & Fischer, A. (1997). AVEM – ein diagnostisches Instrument zur Differenzierung von Typen gesundheitsrelevanten Verhaltens und Erlebens gegenüber der Arbeit. *Zeitschrift für Differentielle und Diagnostische Psychologie, 18*, 151–163.

Schaufeli, W. B. (2018). Work engagement in Europe: Relations with national economy, governance and culture. *Organizational Dynamics, 47*, 99–106.

Schaufeli, W. B., & Enzmann, D. (1998). *The Burnout Companion to Study and Practice: A Critical Analysis.* Taylor and Francis.

Schmidtke, A., Bille-Brahe, U., DeLeo, D., et al. (1996). Attempted suicide in Europe: rates, trends and sociodemographic characteristics of suicide attempters during the period 1989–

1992. Results of the WHO/EURO Multicentre Study on Parasuicide. *Acta Psychiatr Scand, 93*(5), 327–338.

Schulz, K. H., & Gold, S. (2006). Psychische Belastung, Immunfunktionen und Krankheitsentwicklungen. *Bundesgesundheitsblatt, 49,* 759–772.

Schulze, B. (2005). *Burnout heute. Quo vadis? – Risiken, Auswirkungen, Prävention* Swiss Burnout, Burnout und Beruf. Ärzteschaft im Diskurs mit Human Ressource Management, Zürich.

Schwarzkopf, K., Conrad, N., Straus, D., et al. (2016). Einmal Burnout ist nicht immer Burnout: Eine stationäre multimodale Psychotherapie ist eine effektive Burnout-Behandlung. *Praxis, 105*(6), 315–321.

SECO, S. f. W. (2015). Schutz vor psychosozialen Risiken am Arbeitsplatz – Informationen für Arbeitgeber und Arbeitgeberinnen.

Selye, H. (1936). A Syndrome produced by Diverse Nocuous Agents. *Nature, 138,* 32–32.

Siegrist, J. (2013). Berufliche Gratifikationskrisen und depressive Storungen: Aktuelle Forschungsevidenz. *Nervenarzt, 84*(1), 33–37.

Siegrist, J. (2015). *Arbeitswelt und stressbedingte Erkrankungen. Forschungsevidenz und präventive Maßnahmen.* Elsevier.

Siegrist, J., Starke, D., Chandola, T., et al. (2004). The measurement of effort-reward imbalance at work: European comparisons. *Soc Sci Med, 58*(8), 1483–1499.

Tritschler, N., Meier, L., & Elfering, A. (2022). Potenzielle Ursachen und Entwicklungen von arbeitsbedingtem Stress, Befinden und Arbeitsbedingungen von Schweizer Erwerbstätigen zwischen 2005 und 2019. Universität Neuchâtel.

von Känel, R., & Egle, U. T. (2020). Burnout. In U. T. Egle, C. Heim, B. Strauss, & R. von Känel (Hg.), *Psychosomatik – neurobiologisch fundiert und evidenzbasiert* (S. 632–637). Kohlhammer.

von Känel, R., van Nuffel, M., & Fuchs, W. J. (2016). Risk assessment for job Burnout with a mobile health web application using questionnaire data: a proof of concept study. *BioPsychoSocial Medicine, 10*(1), 31.

Willutzki, U. (2000). Ressourcenorientierung in der Psychotherapie – eine »neue« Perspektive? In M. Hermer (Hg.), *Psychotherapeutische Perspektiven am Beginn des 21. Jahrhunderts* (S. 193–212). dgvt-Verlag.